AF306307

ÉTUDE CLINIQUE

SUR LA

NOUVELLE TUBERCULINE TR

DE KOCH

PAR

Le Dr Jean BOUNHIOL

Chef des Travaux zoologiques à la Faculté des Sciences d'Alger.

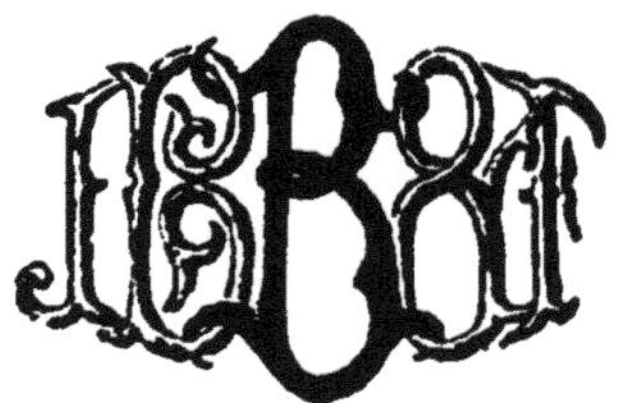

PARIS

LIBRAIRIE J.-B. BAILLIÈRE ET FILS

Rue Hautefeuille, 19, près du Boulevard Saint-Germain

—

1899

ÉTUDE CLINIQUE

SUR LA

NOUVELLE TUBERCULINE TR

DE KOCH

ÉTUDE CLINIQUE

SUR LA

NOUVELLE TUBERCULINE TR

DE KOCH

PAR

Le Dr Jean BOUNHIOL
Chef des Travaux zoologiques à la Faculté des Sciences d'Alger.

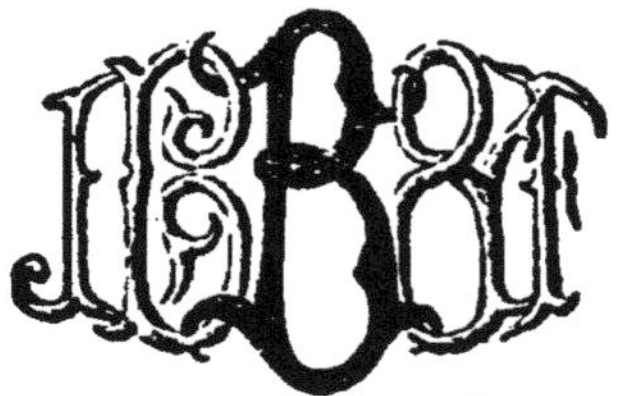

PARIS

LIBRAIRIE J.-B. BAILLIÈRE ET FILS
Rue Hautefeuille, 19, près du Boulevard Saint-Germain
—
1899

A MADAME VEUVE LA GÉNÉRALE MAURAND

MA TANTE

En admiration pour la chère mémoire

du Général de Division Léon Maurand,

et aussi,

En témoignage de ma profonde affection.

J. B.

ERRATA

Page 10, ligne 7 : *au lieu de* centimètre cube d'eau d'un liquide, *lisez* centimètre cube d'un liquide.

Page 17, ligne 10 : *au lieu de* n'avait plus souvent, *lisez* n'avait le plus souvent.

Page 19, dernière ligne : *au lieu de* l'étude des poids, *lisez* l'étude du poids.

Page 32, ligne 19 : *au lieu de* au point de vue clinique, *lisez* au point de vue chimique.

Page 37, dernière ligne : *au lieu de* la tuberculose n'a pas, *lisez* la tuberculine n'a pas.

Page 41, ligne 23 : *au lieu de* purulente dont l'examen, *lisez* purulente où l'examen.

Page 77, ligne 11 : *au lieu de* ces quelques divergences, *lisez* de ces quelques différences.

Table des matières, ligne 11 : *au lieu de* coefficient seul, *lisez* coefficient nul.

INTRODUCTION

La nouvelle tuberculine TR de Koch, lancée au commencement de 1897, ne fut point accueillie avec l'enthousiasme qui avait marqué l'apparition de la première tuberculine. Quelques études expérimentales en furent faites, principalement en Allemagne et en France.

En France, particulièrement, MM. Letulle et Péron firent au début quelques expériences sur le cobaye.

Plus récemment. MM. Arloing et Courmont, dont les travaux considérables sur la tuberculine primitive contribuèrent pour une large part à faire connaître en France ce médicament, ont repris avec la nouvelle tuberculine leurs expériences sur les animaux.

Parallèlement et sur les affirmations de Koch et de ses élèves, un certain nombre d'essais cliniques étaient tentés. Les résultats obtenus, peu homogènes et souvent contradictoires, ne permettaient guère de juger la nouvelle médication.

Nous avons essayé d'apporter quelques faits à cette étude clinique encore incomplète et les résultats que nous avons recueillis ont concordé pleinement avec ceux que MM. Arloing et Courmont ont enregistrés au point de vue expérimental.

Notre travail comprendra cinq chapitres. Le premier sera consacré à quelques rapides considérations préliminaires sur la tuberculine TR et son mode d'emploi.

Nous exposerons dans le second les résultats recueillis au cours de notre étude personnelle. Cette étude sera essentiellement clinique. Elle enregistrera et discutera, chemin faisant, les effets de la tuberculine sur les divers symptômes de la tuberculose.

Le troisième contiendra le détail de nos observations, auxquelles seront annexées des courbes de température.

Dans le quatrième, nous ferons une revue rapide des principaux travaux entrepris sur TR et un essai de synthèse générale.

Le chapitre V sera réservé aux conclusions.

ÉTUDE CLINIQUE

SUR LA

NOUVELLE TUBERCULINE TR

DE KOCH

CHAPITRE PREMIER

CONSIDÉRATIONS PRÉLIMINAIRES

Nous ne rapporterons point en détail comment Koch arriva à la préparation de la nouvelle tuberculine TR, non plus que la technique de cette préparation. Les journaux ont publié, à ce sujet, de nombreux articles reproduisant les renseignements fournis par Koch lui-même dans la *Deutsche medicinische Wochenschrift.*

Nous nous bornerons à rappeler que la tuberculine TR est obtenue au moyen de cultures virulentes, d'abord triturées finement après dessiccation dans le vide, puis soumises à une centrifugation énergique après délayage dans l'eau distillée. Le résidu R de cette première opération est desséché à nouveau, trituré et centrifugé jusqu'à dissolution complète. L'extrait aqueux ainsi obtenu est additionné de 20 pour 100 de glycérine pour assurer sa conservation.

La tuberculine R que nous avons utilisée dans nos recherches provenait de deux sources. La plus grande partie nous est parvenue directement d'Allemagne. Le reste est venu de Paris par l'intermédiaire du D' Dauriac, dépositaire pour la France du nouveau médicament. Celui-ci est livré dans des flacons bouchés à l'émeri contenant chacun 1 centimètre cube d'eau d'un liquide très légèrement opalescent. Chaque centimètre cube représente 10 milligrammes d'extrait sec.

La tuberculine ainsi livrée n'est pas immédiatement utilisable. Les doses de début devant être très faibles (1/500 de milligramme), il est nécessaire de la diluer. D'autre part, les dilutions ne se conservant qu'un temps limité (quinze jours environ), il faut renouveler ces dilutions assez fréquemment. Nous n'insisterons pas sur la succession des opérations qui permettent d'obtenir des dilutions de TR aux titres voulus dans l'eau glycérinée à 20 pour 100, choisie comme véhicule.

Nous dirons seulement que toutes ces opérations ont été conduites avec tout le soin et toutes les précautions désirables. Nous avons stérilisé rigoureusement (autoclave à 115 degrés pendant quinze à vingt minutes) l'eau glycérinée, les instruments et les vases servant aux manipulations, les flacons destinés à recevoir la solution étendue.

L'eau glycérinée a été chaque fois refroidie complètement avant l'incorporation de la tuberculine pure, afin d'éliminer toutes les chances de décomposition de celle-ci. Dans le même but, les flacons ont été tenus soigneusement à l'abri de la lumière.

Avec le médicament ainsi préparé, nous avons traité par la tuberculine R vingt-deux malades tuberculeux.

Parmi eux se trouvaient quatre tuberculoses chirurgicales proprement dites, ganglionnaires, cutanées ou osseuses, un cas de méningite et dix-sept tuberculoses pulmonaires.

Le traitement a été dirigé méticuleusement suivant les indications de Koch et de ses élèves. Il a duré trois mois, deux mois et demi pour quelques malades, et les doses de 8 et 9 milligrammes ont été atteintes.

Ainsi que le recommande Koch, nous avons également choisi nos malades. Nous nous sommes adressé surtout à des tuberculoses de début et apyrétiques, puisque c'est sur cette catégorie de malades que la tuberculine R doit agir avec une efficacité plus spéciale.

Nous avons traité cependant quelques tuberculoses avancées et des tuberculoses fébriles pour observer la manière dont se comporte le médicament dans les divers cas.

CHAPITRE II

ETUDE PERSONNELLE DE LA TUBERCULINE R

Les principaux résultats qu'on trouvera exposés dans ce chapitre ont déjà fait l'objet d'une communication au dernier Congrès de la tuberculose (Paris, juillet-août 1898). Nous passerons donc rapidement sur l'énumération des faits, préférant réserver une plus grande place à la discussion.

Pour la commodité de l'exposition, nous diviserons cette étude clinique en un certain nombre de paragraphes. Nous dirons d'abord, une fois pour toutes, les particularités ayant trait à l'élimination du produit. Nous examinerons ensuite son action immédiate, générale et locale. Puis viendront les modifications survenues dans les différents symptômes de la maladie, sous l'influence des injections de tuberculine; un dernier paragraphe contiendra les résultats généraux.

Ainsi comprise, cette étude portera sur les points suivants qui seront traités successivement :

1. *Elimination et examen des urines.*
2. *Réaction générale.*
3. *Réactions locales.*
4. *Etat général et poids des malades.*
5. *Signes physiques et stéthoscopiques.*

6. *Toux, expectoration, transpirations, hémo-
plysies, bacilles.*
7. *Appétit, forces.*
8. *Complications et accidents. Autopsies.*
9. *Résultats généraux.*

§ 1. — Elimination et examen des urines.

Les urines des malades ont été examinées tous les sept
à huit jours environ. Elles n'ont jamais contenu de l'albumine ni du sucre. L'élimination du médicament, tout au
moins l'élimination par le rein, ne parait donc pas avoir
occasionné de troubles appréciables cliniquement.

§ 2. — Réaction générale.

Ici, le résultat a été tout autre. Nous distinguerons, suivant que les malades traités étaient fébriles avant la cure
(obs. I, IV, XII, XIV, XX) ou étaient apyrétiques (obs.
II, III, V, VI, VII, VIII, IX, X, XIII, XV, XVI, XVII,
XVIII, XIX, XXI et XXII) et nous examinerons séparément chacune de ces deux catégories.

a) *Malades fébriles* (obs. I, IV, XII, XIV, XX).
— Nous avons observé chez ces malades des élévations de
température considérables. Les unes se produisaient à la
suite des injections, les autres en étaient assez éloignées.
Les premières paraissaient consécutives aux injections,
les autres semblaient en être indépendantes. A quelle
cause les rattacher plausiblement?

– 14 –

Cette première catégorie de tuberculeux comprend des malades dont les ulcérations pulmonaires sont des foyers d'infections diverses (associations microbiennes). Les élévations de température sont-elles la manifestation extérieure d'un nouvel ensemencement, de l'invasion de nouveaux microbes pathogènes ou une recrudescence dans la virulence et la multiplication de ceux existant déjà? Sont-elles un processus réactionnel de l'organisme vis-à-vis des toxines contenues dans TR, dont l'effet pyrogène viendrait augmenter la fièvre habituelle?

Nous aurons bientôt l'occasion de constater chez les malades apyrétiques la réalité de cette action pyrogène de TR. Il est probable que les deux processus coexistent ici et que les poussées observées représentent un effet total, une somme dont les diverses parties sont, d'ailleurs, impossibles à isoler et à évaluer séparément.

Nous ne pouvons donc rien dire de précis sur l'action *augmentative* de TR sur la fièvre, mais nous serons plus affirmatif sur son action *diminutive*. Nous n'avons jamais constaté chez nos malades un amendement quelconque de la fièvre. En aucun cas, nous ne l'avons vu disparaître. En aucun cas non plus, la moyenne des ascensions thermiques ne s'est trouvée abaissée.

b) *Malades apyrétiques.* — Cette seconde catégorie comprend seize cas, qui ont présenté quelques différences. L'un de ces malades (obs. XXII) est resté comme avant, absolument apyrétique pendant le traitement. Sa température oscillait entre 36°9 le matin et 37°5 le soir. Quatre autres n'ont eu que quelques poussées légères ne dépassant guère 38 degrés (obs. V, XIII, XVII, XIII).

Les onze autres ont eu des poussées thermiques nombreuses. D'une façon générale, ces poussées ne se sont pas
manifestées dès les premières injections. Elles n'ont apparu qu'à partir d'une certaine dose de TR, variable,
d'ailleurs, avec la tolérance particulière de chaque malade. La plus précoce s'est manifestée avec la dose de
3/500 de mgr., la plus tardive avec la dose de 3/5 de mgr.
Il est en outre important de constater que les quelques
malades que j'ai pu observer après la cessation du traitement ont vu disparaître leur fièvre aussitôt.

L'ascension de température se produisait le plus souvent le soir même de l'injection, quelquefois elle n'arri-
vait que le lendemain et même le surlendemain. Elle se
maintenait soit pendant un jour seulement — et le lendemain tout rentrait dans l'ordre jusqu'à la prochaine injection — soit pendant deux et trois jours, avec ou sans ré-
mision matinale intermédiaire (obs. II, III, VI, VII, VIII,
IX, X, XV, XVI, XIX, XXI). Son intensité était variable; le thermomètre indiquait une température comprise entre 38 et 40°1 (maximum). D'une façon générale,
il n'y avait aucune relation entre cette intensité et la
durée de l'accès pour un malade déterminé.

Sur un total de deux cent dix-sept injections faites à
seize malades apyrétiques, les courbes de température
accusent quatre-vingt-quatre ascensions *attribuables à
la tuberculine*. Je dis attribuables à la tuberculine puisque
les malades primitivement apyrétiques le redeviennent
après la cessation des injections.

Leur fréquence est donc considérable. Elle peut être
exprimée par le rapport 84/217, c'est-à-dire par 1/2,5
environ.

Les courbes enregistrées sont, d'ailleurs, à cet égard, remarquablement démonstratives.

Sur les tracés III, VI, VIII, XV, XIX, XXI, on peut constater une série d'ascensions qui sa sont produites avec une régularité presque parfaite. La plupart s'observent le soir du jour de l'injection. Cependant un assez grand nombre ne se manifestent que le lendemain, telles, par exemple, celles du 6 mars (tracé III), des 9 et 13 avril (tracé XXI), des 10, 12, 17 mars, 1, 6 et 13 avril (tracé VIII), des 19, 22 mars, 3 avril (tracé XIX), des 9, 13, 24, 28 avril (tracé XV), des 24 février, 1, 3, 6, 12, 17 mars (tracé VI).

La durée ordinaire était d'un jour, avons-nous dit; mais on trouve des poussées ayant duré deux et trois jours. Dans ce dernier cas, il existe habituellement une rémission matinale intermédiaire plus ou moins accusée ainsi qu'on peut le voir les 5, 6, 7 avril, les 20, 21 et 27, 28 avril (tracé XV) les 28, 29, 30, 31 mars et les 13, 14 avril (tracé XXI). Il est intéressant de remarquer aussi que ces ascensions apparaissent malgré la répétition des doses pyrogènes et l'espacement de ces mêmes doses.

Nous avons cherché s'il y avait une relation entre la quantité de tuberculine injectée et l'intensité de la poussée fébrile correspondante. Nous n'en avons point trouvé. Tout dépend de la susceptibilité particulière de chaque sujet. C'est ainsi qu'une même dose de TR est thermogène pour les uns et ne l'est pas pour les autres. La dose de 1/5 de mgr., par exemple, produit, chez l'un une température de 39°8 (obs. VIII), une température de 38 degrés seulement chez d'autres (tracés XIX et XV) et n'aboutit à aucun effet thermique chez un autre (obs. III).

§ 3. — Réactions locales.

Les réactions locales irritatives et inflammatoires au point d'injection sont pour ainsi dire de règle dans le traitement par TR. Nous avons observé des phénomènes consistant en tuméfaction, rougeur, douleur, induration persistante; deux fois même il y a eu du retentissement ganglionnaire.

Suivant les malades, l'intensité de ces manifestations varie beaucoup. Les Arabes (4 cas, obs. I, XI, IX, V) supportent relativement bien les injections et ne se plaignent que rarement. La zone tuméfiée et douloureuse n'avait plus souvent que quelques centimètres de diamètre, mais chez quelques malades elle a atteint 12 et 15 centimètres.

Ici non plus les toutes premières injections n'ont pas paru donner de réaction appréciable, mais ces réactions apparaissent dès la troisième ou quatrième injection, beaucoup plus tôt, par conséquent, que les manifestations thermiques.

A la tuméfaction rouge et douloureuse des tissus ne tardait pas à succéder une induration, douloureuse à la pression, qui persistait pendant trois ou quatre jours (obs. II, III, IV, X, XIII, XIV, XVI, XVII, XVIII, XIX, XX, XXI, XXII), quelquefois pendant sept jours (obs. VIII, XV, VI) et dix jours (obs. VIII) avec marche douloureuse et claudication (obs. XII) lymphangite et retentissement ganglionnaire (obs. VIII, XV).

Nous étions obligé de changer presque incessamment le lieu d'injection. Nous avons utilisé au début le creux rétro-trochantérien tantôt droit, tantôt gauche. Nous avons ensuite pratiqué successivement les injections dans le tissu cellulaire du bras, de la cuisse, de l'abdomen, de la région sous-scapulaire.

A la suite d'injections à la cuisse, la malade VIII eut de la lymphangite étendue et de l'engorgement des ganglions de l'aine. Le malade XII a ressenti par deux fois différentes et consécutivement aux injections, des douleurs intenses ayant rendu la marche impossible le premier jour, pénible et claudicante pendant les deux ou trois jours suivants. Un autre malade (obs. XXI) piqué au bras ne pouvait plus le soulever sans douleur et avait les ganglions axillaires durs et douloureux. Presque tous ceux qui étaient piqués à la fesse ne pouvaient s'asseoir ni se coucher sur le côté piqué.

Toutes les précautions antiseptiques étaient prises, bien évidemment: désinfection soigneuse de la peau (éther et sublimé), asepsie rigoureuse des instruments, stérilisation du véhicule servant à diluer la tuberculine, — et, ici encore, les phénomènes observés ne sont justiciables que de la tuberculine.

Leur fréquence est d'ailleurs considérable: 181 manifestations intenses sur un total de 304 injections, soit une proportion de 1 sur 1,6. Les manifestations légères n'ont pas été relevées.

Cette fréquence suffit, à elle seule, à faire repousser l'hypothèse d'accidents septiques. Au début, lors des premières injections, nous crûmes qu'il y avait eu de notre part quelque négligence involontaire et nous redoublâmes d'attention et de précautions. Le résultat ne fut pas modifié, au contraire. Les réactions s'affirmèrent et s'accentuèrent de plus en plus avec la progression des doses.

Chez quelques-uns de nos malades, la douleur occa
sionnée par les piqûres était tellement intense qu'ils ont
manifesté à plusieurs reprises le vif désir de voir cesser
le traitement (obs. VI, VIII, XXII, XVII, XVIII, XIX,
XX, XXI).

Ici non plus nous n'avons trouvé aucune relation constante entre l'intensité des réactions observées et le chiffre
des doses correspondantes.

§ 4. — Etat général et poids des malades.

L'étude du poids en raison de son importance sera
faite avec quelque détail.

La plupart des malades ont été pesés toutes les semaines,
quelques-uns ne l'ont été que tous les quinze jours. Des
courbes de poids ont été dressées, traduisant graphique-
ment les variations de l'état général.

Mais avec cette méthode les divers résultats étaient
difficilement comparables entre eux, tous les malades
n'ayant pu être traités pendant le même temps. En prenant seulement le poids initial et le poids final sans tenir
compte des poids intermédiaires qui n'ont, somme toute,
que peu d'importance, et en divisant la différence par le
nombre de jours du traitement, nous avons obtenu un *coefficient de poids* positif, nul ou négatif suivant les cas.

Ce coefficient, exprimé en grammes, représente *la
moyenne d'accroissement ou de diminution par jour
du poids des malades.*

Pour quelques malades depuis longtemps à l'hôpital au
moment de l'institution du traitement, l'étude des poids a

pu être faite avant, pendant et après la cure (obs III, VI, XVIII).

Si la tuberculine a une action sur l'état général, cette action devra être manifeste sur les résultats fournis par ces cas complets. Deux autres (obs. XIII, XIV) n'ont été étudiés qu'avant et pendant sa cure.

Pour la plupart, les variations du poids n'ont pu être suivies que pendant et après le traitement (obs. II, XII, XV, XVII, XXII, XIX, XX, VIII). Enfin, pour deux seulement, cette étude n'a été faite que pendant le traitement. (Obs. X et XVI). Voici le tableau des coefficients de poids obtenus pour chaque malade.

	COEFFICIENTS		
	Avant le traitement	Pendant le traitement	Après le traitement
Observation III.	+ 37,7	— 1,25	— 28,2
— VI.	— 61,1	— 61,1	— 29,16
— XVIII.	— 14,6	— 130,4	— 14,2
— XIII.	— 133,3	+ 155	»
— XIV.	— 133,3	— 118.4	»
— II.	»	+ 110	— 100
— XII.	»	— 44,2	— 233,3
— XV.	»	+ 48,8	+ 16,6
— XVII.	»	— 19,3	— 45,7
— XIX.	»	— 67,7	+ 80,9
— XX.	»	— 8,7	— 23,2
— XXI.	»	0	+ 04,2
— XXII.	»	+ 21,7	+ 6,3
— VIII.	»	— 100	+ 66,6
— XVI.	»	— 9,3	»
— X.	»	— 16,6	»

Nous allons essayer maintenant d'interpréter ces résultats.

Et d'abord, en ne tenant compte que des coefficients fournis par la seule période du traitement, nous constatons que sur 16 malades il existe 4 coefficients positifs, 1 nul et 11 négatifs.

Donc, comme résultat brut, 4 malades ont augmenté de poids pendant le traitement, 1 seul est resté stationnaire et 11 ont diminué.

Examinons de plus près les malades de chacune de ces trois catégories.

a) Coefficients positifs (obs. XIII, II, XV, XXII). — Le malade XIII a augmenté de 155 grammes par jour, ce qui est considérable. Consultons son coefficient avant le traitement. Il est négatif et égal à 133 gr. 33. Voilà donc un malade à la seconde période de sa tuberculose, maigrissant de 133 grammes par jour, qui se met à augmenter de 155 grammes pendant le traitement par TR.

La tuberculine semble donc avoir eu une influence très favorable dans ce cas et avoir provoqué une notable amélioration de l'état général.

Cette amélioration s'est-elle maintenue? Il aurait été intéressant de pouvoir l'observer, mais le malade a quitté l'hôpital, et le coefficient après le traitement n'a pu être pris.

Le malade II a augmenté de 110 grammes par jour pendant le traitement. Avant, pas de renseignements. Après, coefficient égal à — 100. L'augmentation de poids survenue pendant le traitement est-elle une amélioration? Rigoureusement, il est impossible de le dire, puisque les renseignements avant le traitement manquent. C'est probable cependant, étant donné le chiffre élevé de cette augmentation. D'ailleurs, elle ne s'est pas maintenue puisque le coefficient est redev u négatif.

La malade XV a pendant le traitement un coefficient de + 48,8 qui, après le traitement tombe à + 16,6; avant, pas de renseignements.

Ici, l'amélioration est hypothétique, la malade était très peu atteinte et au moment de son entrée à l'hôpital, son état général était satisfaisant. Cette amélioration ne se serait maintenue, du reste, que partiellement.

Le malade XXII est également peu atteint, sa tuberculose est fort peu avancée. Coefficient + 21.7 pendant, + 6,3 après. Avant, pas de coefficient.

Amélioration tout à fait hypothétique, d'ailleurs faible, et ne s'étant maintenue que très partiellement.

Au total, sur quatre augmentations, nous trouvons une amélioration certaine, considérable sur la persistance de laquelle il est impossible de rien dire, une probable reperdue après le traitement, deux hypothétiques reperdues presque totalement.

b) Coefficient nul (obs. XXI). — Le poids de ce malade n'a pas sensiblement varié pendant le traitement par TR. Son histoire antérieure reste muette au sujet du poids. Après la cure, le coefficient devient positif + 94,2, Est-ce un effet heureux, à distance, du traitement? Est-ce, au contraire, la reprise d'une tendance à l'amélioration existant antérieurement et suspendue un instant par un effet fâcheux de TR ? C'est ce que j'aurai l'occasion d'examiner dans un instant.

c) Coefficients négatifs (obs. III, VI, XVIII, XIV, XII, XVII, XIX, XX, VIII, XVI, X). — Les malades XIX et VIII ont eu pendant le traitement respectivement — 67,7 et — 100 comme coefficients. Ensuite, ces coefficients sont devenus positifs + 80,9 et + 66,3. Avant, les renseignements manquent.

Plusieurs hypothèses sont possibles.

Si les coefficients antérieurs étaient positifs ou nuls, la tuberculine aurait déterminé une aggravation momentanée de la maladie.

Si ces coefficients étaient négatifs et plus petits en valeur absolue que les coefficients de la période du traitement, la même conclusion reste vraisemblable sinon rigoureuse.

Si enfin ces coefficients, supposés négatifs, étaient très grands en valeur absolue, il faudrait admettre une amélioration progressive due à l'action *à distance* de TR.

Cette dernière explication reste peu probable étant donné :

1° La divergence considérable des coefficients d'un même malade ;

2° L'état général relativement bon des malades au moment où le traitement a été commencé ;

3° L'impossibilité de démontrer une action à distance de TR et la réalité prouvée, au contraire, de son action immédiate.

Enfin, si l'on admet la possibilité d'une action à distance de TR, il faut l'admettre dans tous les cas, et notre observation n° II deviendrait défavorable à ce médicament, puisque après le traitement, son coefficient de + 110 est tombé à — 100.

De ces deux observations, nous rapprocherons l'observation XXI et, pour les raisons qui précèdent, nous admettrons que, dans ces trois cas, la tuberculine a eu, au moins momentanément, une mauvaise influence sur l'état général.

Le malade III est extrêmement intéressant. Depuis longtemps à l'hôpital, au moment de l'institution du traitement, sa tuberculose, enrayée, marchait vers la guérison. Son poids avait augmenté de 3 kg. 400 en trois mois et nous lui trouvons un premier coefficient de + 37,7. Pendant le traitement, ce coefficient tombe à — 1,25 et à — 28,2 après le traitement. La tuberculine parait donc avoir eu ici une influence nettement fâcheuse et il est difficile d'interpréter autrement ces résultats.

Il est à remarquer d'ailleurs que ce malade est l'un de ceux qui ont été traités pendant le plus long temps (trois mois) et qui ont reçu les plus fortes doses de T R. (9 milligrammes).

Le malade VI a eu comme coefficients successifs : — 61,1 ; — 64,1 ; — 29,16 respectivement calculés sur des périodes de 3 mois, 53 jours, 48 jours. Le médicament ne semble pas avoir eu une bien grande influence sur l'état général du malade et la tuberculose parait dans ce cas, avoir simplement poursuivi son évolution normale.

Chez le malade XVIII, les trois coefficients sont aussi négatifs, les deux extrêmes sont égaux sensiblement, celui fourni par la période de traitement est beaucoup plus considérable : — 14,6 ; — 130,4 ; — 14,1. Ce qui revient à dire que le malade qui maigrissait lentement avant le traitement, a maigri pendant le traitement avec une vitesse beaucoup plus grande pour reprendre ensuite sa vitesse de déperdition primitive. La tuberculine, au moins temporairement, a donc eu un mauvais effet sur ce malade.

Le malade XIV maigrissait avant le traitement, avec

une très grande vitesse (coefficient = — 133,3). Cette vitesse s'est maintenue très grande pendant le traitement (coefficient = — 118,4) et l'évolution morbide a rapidement abouti à la mort. Remarquons en passant que ce malade, outre une tuberculose pulmonaire légère, avait de la tuberculose pharyngée, dont l'évolution rapide est bien connue.

Ici non plus, comme chez le n° VI, la tuberculine n'a pas sensiblement modifié l'état des choses.

Les malades XII, XVII et XX ont pendant le traitement des coefficients négatifs, qui restent négatifs après, tout en augmentant de valeur absolue. Malgré l'absence de renseignements antérieurs au traitement, il est probable que nous avons affaire ici à des malades dont la vitesse d'amaigrissement a été accélérée par la tuberculine : — 44,2 à — 233,3; — 19,3 à — 45,7; — 8,7 à — 23,2. L'hypothèse consistant à admettre le ralentissement temporaire dû à TR d'une vitesse primitive supérieure ou égale à la vitesse finale, ne paraît guère admissible. L'inverse (accélération momentanée de cette vitesse) a été d'ailleurs nettement observé sur un cas complet (obs. XVIII).

De plus, l'état général des malades au début, était aussi satisfaisant que possible et ne pouvait se concilier avec un amaigrissement rapide antérieur.

Les malades XVI et X n'ont pu être étudiés, ni avant, ni après le traitement; l'un d'eux est mort après une tuberculisation aiguë survenue rapidement, l'autre, pendant le traitement a eu — 16,6 comme coefficient. Rien de certain ne peut être dit sur ces deux malades que nous rangerons dans la catégorie des cas douteux.

Nous allons maintenant résumer en quelques lignes ce qui concerne l'influence de TR sur l'état général et le poids des malades.

Sur seize cas mis à l'étude, la tuberculine paraît avoir produit :

Améliorations nettes.	1 cas.
Améliorations probables, mais reperdues aussitôt.	1 —
Améliorations hypothétiques reperdues presque totalement	2 —
Aggravations progressives et durables ou simplement temporaires.	8 —
Pas d'influence appréciable.	2 —
Cas douteux	2 —
	16 cas.

D'une façon générale, et *dans les limites d'exactitude dont les phénomènes observés en clinique sont susceptibles* nous dirons, en dernière analyse, que la *tuberculine* TR exerce sur l'état général des malades une influence souvent mauvaise, quelquefois indifférente, très rarement favorable.

Nous irons même plus loin et nous nous demanderons si les rares améliorations constatées doivent être mises à l'actif de la tuberculine. Il est permis d'en douter fortement.

L'explication la plus vraisemblable, au contraire, celle qui paraît s'accorder le mieux avec les faits observés consiste à admettre que ces améliorations se sont produites *non pas grâce à la tuberculine, mais malgré la tuberculine.* Le repos, l'hospitalisation, une nourriture plus abondante, une hygiène meilleure en auraient été les facteurs possibles, sinon certains.

§ 5. — Signes physiques et stéthoscopiques.

Nous séparerons dans l'étude des signes physiques les cas chirurgicaux des cas pulmonaires et viscéraux.

a) *Cas chirurgicaux.* — Nous avons traité par TR quatre malades. Deux d'entre eux étaient porteurs de ganglions ulcérés du cou (obs. V et VII), un autre avait une plaie tuberculeuse superficielle à la jambe gauche (obs. VIII), le dernier était atteint d'ostéite tuberculeuse des deux premiers métatarsiens gauches (obs. IX).

Les plaies des malades VIII et IX n'avaient pas sensiblement changé d'aspect après le traitement. Nous regrettons vivement que des photographies n'aient pu en être prises.

Rien de net ne s'est manifesté ; quelquefois les bords paraissaient se rapprocher légèrement du centre ; quelques jours après ils paraissaient s'en éloigner et le fond de la plaie demeurait pâle, sans vigueur, ne bourgeonnait pas, n'avait aucune tendance à la réparation.

Les malades V et VII n'ont présenté non plus aucune modification notable de leurs plaies. Les ulcérations s'agrandissaient, se rétrécissaient, avaient, quant à leurs dimensions, de véritables oscillations irrégulières et imprévues ; mais le paquet ganglionnaire demeurait volumineux et très dur.

Chez le malade V, il s'est développé deux abcès froids, costaux, inaperçus jusque-là, qui se sont ouverts à la fin du traitement.

Chez le malade VII, de nouveaux ganglions, non ulcérés

— 28 —

jusque-là, se sont ouverts, et sont demeurés ouverts, en
même temps que se manifestaient des signes de péritonite.
Une laparotomie faite par M. le professeur Curtillet a
montré l'existence d'un péritoine criblé de tubercules.

L'état des malades aurait peut-être été le même sans
traitement, les divers accidents seraient sans doute survenus de la même façon, mais la tuberculine, si elle n'a pas
aggravé les lésions antérieures, n'a certainement rien
amélioré non plus.

Nous rapprocherons des cas précédents l'observation XI
d'un enfant atteint de méningite tuberculeuse, chez lequel
le traitement par TR fut institué en toute hâte et d'une
façon intensive. Cinq injections furent faites à des doses
rapidement croissantes. Il ne se manifesta aucun amendement des symptômes, aucune modification dans l'allure de
la maladie et la mort survint dans les conditions habituelles.

b) *Cas pulmonaires* (obs. I, II, III, IV, VI, X,
XII, XIII, XIV, XV, XVI, XVII, XVIII, XIX, XX,
XXI, XXII. — L'auscultation était pratiquée pour chaque
malade au début et à la fin du traitement et dans l'intervalle tous les cinq ou six jours environ. Les résultats
étaient chaque fois soigneusement enregistrés.

D'une façon générale, nous n'avons rencontré à la fin du
traitement aucun amendement des signes trouvés au
début. Et ceci sur aucun des dix-sept cas soumis à notre
étude. Et cependant chéz quelques uns, le traitement a été
poussé très loin et a duré trois mois (obs. III), deux mois et
demi et deux mois (obs. II, VI, XII).

Chez un certain nombre d'entre eux, nous avons constaté
à la fin du traitement un état sensiblement stationnaire
(obs. II, X, XIII, XV, XVII, XIX, XX, XXI, XXII).

Chez d'autres (obs. III, I, IV, VI, XII, XVIII), les lésions paraissaient avoir évolué légèrement, indiquant ainsi que la tuberculose poursuivait lentement sa marche ordinaire.

Le malade XIV était porteur d'ulcérations tuberculeuses du pharynx. Il avait en outre de la tuberculose pulmonaire peu avancée. Nous avons pu assister chez lui à l'envahissement progressif des deux poumons. Peu à peu, des foyers de ramollissement ont apparu, l'infiltration est bientôt devenue complète, et la mort est survenue rapidement.

Ces phénomènes ne nous apprennent rien sur l'action qu'a pu avoir la tuberculine dans ce cas. Le médicament a-t-il accéléré l'envahissement bacillaire? A-t-il donné « ce coup de fouet » qui, brusquement, aurait changé l'allure de la maladie ainsi qu'on l'a souvent constaté dans l'emploi de la tuberculine primitive? Nous ne le croyons pas. La tuberculose pharyngée est une des formes de tuberculose les plus redoutables, une de celles dont l'évolution est la plus rapide.

Notre malade, avant le traitement, dépérissait visiblement. Ses lésions pulmonaires étaient encore peu apparentes, mais son poids avait diminué de 4 kilogrammes en deux semaines. Il est donc probable que la tuberculine n'a pas provoqué cet envahissement rapide. Il convient d'ajouter qu'elle ne l'a pas empêché non plus.

Le malade XVI n'avait que de la matité aux deux sommets avec quelques craquements à gauche, son état général était bon. Le traitement avait été institué le 16 mars. Le 4 avril, ascension thermométrique considérable, 40°3 ; dyspnée progressivement croissante. La température ne baisse pas, une poussée aiguë se confirme, matité et râles des deux côtés, crachats sanglants. Dix jours après, le 14 avril, mort.

Que s'est-il passé chez ce malade ?

Ce n'est plus ici l'évolution prévue, connue, lente ou rapide d'une maladie qui se continue purement et simplement. C'est un tuberculeux chronique, peu atteint. Brusquement, l'allure de la maladie change, devient aiguë et aboutit à la mort.

Y a-t-il entre la tuberculine et cette tuberculisation aiguë, une relation de cause à effet ?

Y a-t-il eu simple coïncidence ? Le problème est trop complexe pour qu'il soit possible de le résoudre. Aussi nous abstiendrons-nous de toute appréciation.

Cette rapide étude des signes physiques nous conduit aux résultats suivants :

Sur 4 cas chirurgicaux, 2 n'ont pas été modifiés par TR. 2 autres ont vu pendant la cure des lésions nouvelles s'ajouter aux lésions préexistantes.

Un cas de méningite a continué son évolution.

Sur 17 cas pulmonaires, les signes physiques sont demeurés stationnaires 9 fois ; ces mêmes signes ont évolué lentement 6 fois, rapidement 1 fois.

Une fois, enfin, les signes physiques ont été brusquement aggravés.

En gros, sur 22 cas :

Signes physiques non modifiés. . . . . . . 11 cas.
Signes physiques accentués, concordant avec une évolution prévue, normale, se continuant malgré la tuberculine. . . . . 7 cas.
Signes aggravés d'une façon imprévue . . . 3 cas.

En mettant à part les trois derniers cas, sur l'appréciation desquels nous demeurerons très réservé, nous dirons simplement que la tuberculine n'a jamais amené une modification favorable des signes physiques.

§ 6. — Toux, Expectoration, Hémoptysies, Transpirations, Bacilles.

Sur la toux et l'expectoration, il est impossible de rien dire de général. Chez certains malades, il y a eu au début une recrudescence de ces symptômes avec une débâcle de crachats. Mais ces phénomènes ont manqué chez la plupart.

La quantité de l'expectoration par vingt-quatre heures n'a pu être mesurée, les malades, non pourvus de crachoirs de poche, passant une grande partie de leur temps dans le jardin de l'hôpital.

La tuberculine n'a pas eu, somme toute, sur la toux et l'expectoration, d'influence appréciable, pouvant être nettement constatée.

La même conclusion sera faite en ce qui concerne les transpirations nocturnes qui n'ont point diminué.

Les malades qui avaient eu des hémoptysies avant la cure ont continué d'en avoir. Chez les malades II et X, il s'agissait d'hémoptysies de début qui ont récidivé pendant le traitement; le malade IV, arrivé à la troisième période de sa tuberculose a eu à la huitième injection une hémoptysie foudroyante qui l'a emporté.

Le malade XVI, qui n'en avait jamais eu jusque-là, a vu une première hémoptysie se produire après la deuxième injection.

La tuberculine peut-elle être rendue responsable de ces accidents? C'est ce que nous examinerons au paragraphe suivant.

L'examen bactériologique des crachats était pratiqué au début et à la fin du traitement. Dans l'intervalle, il était fait de nouveaux examens tous les douze jours environ. *En aucun cas*, nous n'avons vu les bacilles disparaître des crachats.

Quant à leur nombre, nous n'avons point essayé d'en faire la numération, même approximative, l'ayant jugée inutile.

De la numération des bacilles dans les crachats, on ne peut songer à tirer des renseignements pronostiques analogues à ceux fournis, par exemple, par la numération des globules blancs du sang dans la leucémie, ou des globules rouges dans l'anémie.

Qu'est le sang, en effet ? une masse fluide incessamment brassée, homogénéifiée par la circulation d'une composition partout la même, sinon au point de vue clinique, du moins au point de vue des éléments figurés.

Qu'est ce qu'un crachat ? une masse de consistance variable, essentiellement hétérogène, dont la composition change, suivant qu'on a affaire aux crachats du matin ou à ceux de la journée et suivant une foule d'autres circonstances.

Les mêmes méthodes ne peuvent donc être applicables à des substances aussi différentes.

La quantité de bacilles trouvés dans les préparations n'est nullement en rapport avec la gravité et l'étendue des lésions. Pour que la méthode eût une valeur quelconque, il faudrait, avant tout, que les préparations faites avec les divers crachats d'un même malade fussent concordantes, c'est-à-dire qu'on pût y voir, sinon rigoureusement le même nombre de bacilles par unité de surface (en supposant que la substance expectorée fût étalée en couche régulière et d'épaisseur constante), du moins un nombre sensiblement le même. Or, ceci n'est pas vrai, et on observe au contraire des écarts invraisemblables, même en prenant des moyennes nombreuses.

Non seulement ces écarts sont constants avec les préparations des divers crachats d'un même malade, mais ils sont encore la règle avec les préparations successives d'un même crachat.

On s'expliquera ce résultat si l'on songe à ce manque d'homogénéité de la substance expectorée et aussi aux nombreux hasards de préparation et de coloration.

Les renseignements fournis par la quantité plus ou moins grande des bacilles trouvés dans les préparations sont donc le plus souvent illusoires, et nous ne croyons pas qu'il soit possible de baser là-dessus une conviction sérieuse au point de vue du pronostic et de la marche de la maladie.

Il serait imprudent et peu exact de dire qu'un malade va mieux parce qu'à un moment donné les bacilles paraissent moins nombreux dans les préparations, aussi bien que de dire qu'il va plus mal parce que ces mêmes préparations en contiennent davantage.

Mais, si le nombre des bacilles trouvés dans les préparations ne signifie pas grand'chose, leur disparition totale, fréquemment et longtemps constatée, est, au contraire, un élément de premier ordre pour le pronostic. C'est à la recherche de ce seul élément que nous nous sommes borné dans les nombreux examens bactériologiques pratiqués au cours de notre étude, et nous avons déjà dit plus haut que cette disparition des bacilles n'avait pu être observée chez aucun malade.

Pour résumer ce paragraphe, nous dirons que la tuberculine ne nous a paru exercer aucune influence appréciable sur la toux, l'expectoration, les sueurs nocturnes et la *présence* des bacilles..

Nous ferons une réserve pour les hémoptysies sur lesquelles nous aurons l'occasion de revenir.

§ 7. — Appétit, Forces.

La tuberculine R a diversement influencé l'appétit des malades. Chez quelques-uns (obs. II, III, VI, VIII, XV), celui-ci a semblé s'améliorer au début, en même temps que survenait une sensation de mieux, de bien-être, de forces revenues.

Ces divers effets ne se sont pas maintenus. Dès la cinquième ou sixième injection, les symptômes antérieurs reparaissaient, identiques. Etait-ce là de véritables améliorations ?

Il est d'abord important de noter qu'elles ne s'observent guère que chez les nerveux et chez les femmes. De plus, de l'avis de Koch lui-même et de ses élèves, les premières doses de TR ne peuvent avoir aucun effet curatif : ce sont des doses d'accoutumance.

Enfin, aucun signe (augmentation de poids, amendement des divers symptômes) ne venait confirmer chez ces malades, l'idée d'une amélioration.

Cette impuissance du médicament aux doses de début,

la fugacité des améliorations observées, l'impossibilité de les contrôler et le tempérament tout spécial des malades qui les présentent nous permettent de croire que nous ne sommes pas ici en présence d'améliorations véritables. Ce sont des pseudo-améliorations dues, selon toute vraisemblance, à un phénomène de suggestion pure. Et on sait que les phénomènes de ce genre sont loin d'être rares en médecine.

Ces manifestations n'ont eu, d'ailleurs, rien de général. Un certain nombre d'autres malades n'ont accusé aucun changement dans l'état de leurs forces et de leur appétit.

D'autres enfin, une fois arrivés aux doses pyrogènes, ont perdu totalement l'appétit pendant les poussées fébriles et ont senti ce même appétit fortement compromis et diminué dans l'intervalle des injections.

Ces effets fâcheux se sont même renouvelés si souvent, que les malades qui les éprouvaient refusèrent successivement de se soumettre aux injections et que le traitement dût être, pour ceux-là, forcément clôturé (obs. VI, XVII, XVIII, XIX, XX, XXI, XXII).

En somme, action nulle ou fâcheuse sur l'appétit.

§ 8. — Complications et accidents. — Autopsies.

Nous sommes arrivé maintenant au point le plus délicat, peut-être, de notre étude.

Nous avons tenu à réunir dans un paragraphe spécial toutes les complications insolites, tous les accidents imprévus, constatés au cours du traitement de nos malades par la tuberculine. Non pas que nous ayons l'intention d'en rendre la tuberculine systématiquement responsable, mais

nous croyons utile d'attirer l'attention là-dessus, simplement, afin de laisser toujours subsister dans l'esprit la
possibilité d'accidents semblables dans l'emploi de TR.

Quatre malades ont vu leur état s'aggraver d'une façon
inattendue (obs. IV, V, VII, XVI).

Le malade IV avait des cavernes; une hémoptysie foudroyante l'a emporté.

Chez le malade V, il s'est développé deux abcès froids
qui se sont ouverts à la fin du traitement et dont la cicatrisation ne s'est pas faite.

Le malade VII n'avait, comme le précédent, que quelques ganglions ulcérés dans la région mentonnière et
sus-hyoïdienne. D'autres ganglions agglomérés en masses
irrégulières se sont ulcérés et sont demeurés ouverts, sans
tendance à la cicatrisation. Il a fait, en outre, une péritonite tuberculeuse opérée au cours du traitement qui a duré
soixante-douze jours, soit deux mois et demi.

Chez le malade XVI, il faut noter l'apparition, dès la
deuxième injection, d'hémoptysies initiales, et à la neu-
vième, une poussée de généralisation aiguë suivie de mort.

Nous serons très circonspect dans notre appréciation,
étant donné l'impossibilité d'attribuer ces accidents à telle
cause plutôt qu'à telle autre.

Se seraient-ils produits, s'il n'y avait pas eu d'injections
de TR? Doit-on les considérer, au contraire, comme un
reliquat des accidents fréquemment constatés autrefois
avec la tuberculine primitive et devenus plus rares avec la
tuberculine R, plus perfectionnée?

Nous nous bornerons à dire que, si ces complications
devaient survenir quand même chez nos malades, la tuberculine a été impuissante à en empêcher l'éclosion.

Dans tous les cas, il n'est pas mauvais que le doute subsiste et la prudence du médecin ne sera jamais trop tenue en éveil.

Que vont nous apprendre maintenant les autopsies que nous avons pu faire? Cinq de nos malades sont morts (obs. I, IV, XI, XIV et XVI), deux autopsies seulement ont été possibles.

Les malades I et IV étaient des caverneux. L'autopsie du n° 1 nous a révélé l'existence de lésions concordant parfaitement avec les signes trouvés au début du traitement; aucune rétrocession du processus morbide. La maladie avait abouti normalement à sa fin ordinaire.

Le second est mort subitement d'hémoptysie. L'autopsie nous a révélé l'existence d'anévrysmes de Rasmussen à la rupture de l'un desquels l'hémoptysie était consécutive. Ceci est encore presque normal et la tuberculine n'y est vraisemblablement pour rien.

Les autopsies des trois autres malades n'ont pu, malheureusement, être faites. Les deux seules qui ont été possibles ne sont guère instructives au point de vue qui nous occupe et ne nous fournissent aucune donnée utilisable.

§ 9. — Résultats généraux.

Nous venons d'examiner séparément l'influence de la tuberculine sur les principaux symptômes de la tuberculose. Il nous reste maintenant à coordonner les divers résultats partiels, à vérifier leur concordance et à en tirer des résultats d'ensemble.

Ainsi qu'on vient de le voir, la tuberculose n'a pas

également manifesté son action sur les divers symptômes. Sur certains d'entre eux, tels que la toux, l'expectoration, les sueurs, la présence des bacilles dans les crachats, cette action a été sensiblement nulle.

Sur certains autres, la fièvre, l'état général, le poids et l'appétit des malades, nous avons pu observer, au contraire, une action réelle souvent considérable.

Quand elle s'est manifestée, qu'a été cette action ? Variable, nous l'avons vu.

Nous l'avons *supposée bonne*, quelquefois, parce que quelques rares malades ont augmenté de poids pendant la cure. Mais, même alors, cet effet favorable n'était pas suffisamment prouvé ; il n'était pas évident ; il demeurait douteux, discutable, n'était corroboré par l'amendement d'aucun autre symptôme, et nous avons dû faire de nombreuses réserves sur sa réalité.

Presque toujours, au contraire, nous avons rencontré une *action fâcheuse* très nette, très clairement démontrée.

La tuberculine ne provoque pas par son élimination d'accidents du côté du rein, mais elle provoque indiscutablement des accidents locaux très douloureux, quelquefois étendus ; elle donne la fièvre à un grand nombre de malades qui ne l'ont pas ou qui ne l'ont plus, diminue leur appétit, et leur poids après le traitement se trouve presque toujours amoindri.

Et ici, tous les résultats concordent ; il y a une homogénéité parfaite.

Concurremment avec les signes extérieurs, nous voyons les signes stéthoscopiques évoluer, eux aussi, et marquer les progrès lents ou rapides de la maladie qui ne s'arrête point.

Nous avons supposé implicitement que cette évolution s'était produite indépendamment de TR, et que tout s'était passé comme s'il n'y avait pas eù d'injections de tuberculine. C'est peut-être beaucoup dire, et peut-être ces progrès rapides ne seraient-ils pas survenus chez quelques-uns de nos malades, encore au début de leur tuberculose, et capables de guérir spontanément comme celui de l'observation XVI.

Les douteuses améliorations relevées ci-dessus deviennent plus douteuses encore.

Ce qui frappe, ce qui apparaît clair, c'est ce malade qui engraissait, qui n'avait plus de fièvre et chez qui, aux doses élevées, la fièvre reparaît, et qui se met à maigrir en même temps que son appétit diminue.

Ce sont encore sept autres malades qui, les uns après les autres, refusent de se soumettre à un traitement qui leur donnait la fièvre, supprimait leur appétit et leur occasionnait des douleurs locales considérables.

Ce sont enfin ces quatre autres qui, ayant supporté le traitement pendant le plus long temps, ont fourni précisément les plus mauvais résultats.

Et cela suffit pour réduire à néant l'objection qu'on pourrait nous faire de n'avoir point continué les injections pendant assez longtemps.

Cela suffit aussi pour nous faire, dès maintenant, sur la tuberculine TR une opinion bien nette.

Deux conclusions s'imposent, tirées chacune des deux ordres d'effets que nous avons eu l'occasion de reconnaître à TR : ces effets sont nuls ou fâcheux.

Nuls, la tuberculine R est un médicament impuissant.

Fâcheux, la tuberculine R est un mauvais médicament.

CHAPITRE III

OBSERVATIONS

L'exposé des observations sera fait aussi succinctement que le permettra la clarté de nos longues et fatigantes opérations.

Nous éliminerons tout ce qui en rendrait le détail fastidieux. Nous ferons même tout d'abord un certain nombre de remarques générales qui simplifieront cet exposé.

Les réactions locales ne seront point indiquées après chaque injection.

J'indiquerai la réaction du début, la tête de file de la série pour chaque malade, et je ne mentionnerai à leur place que les plus intenses d'entre elles.

Les courbes de température, trop nombreuses, n'ont pas été publiées, en totalité ; celles que je reproduis ont été choisies parmi les plus démonstratives, elles ne seront pas représentées en entier, leur longueur n'ajoutant rien à leur netteté.

Pour les malades dont les courbes ne sont pas figurées, j'indiquerai au début du traitement la moyenne des températures du soir et du matin. L'absence d'indications ultérieures impliquera l'existence de températures normales pour les malades apyrotiques, et des chiffres ther-

— 41 —

miques habituels pour les malades fébricitants. Je n'inscrirai dans le cours de l'observation que les seules températures intéressantes.

Les courbes de poids sont représentées pour un grand nombre de cas ; les diverses valeurs du poids de chaque malade seront d'ailleurs inscrites au fur et à mesure dans l'histoire du traitement.

L'examen stéthoscopique sera rapporté entièrement au commencement et à la fin du traitement ; les examens intermédiaires, s'ils n'ont rien d'intéressant, seront simplement indiqués.

Même observation pour les examens bactériologiques et l'examen des urines.

Observation I
(Prise dans le service de M. le professeur Cochez.)

Korichi Ahmed ben Mohamed, vingt-cinq ans, tirailleur — a fait la campagne de Madagascar — ancien paludéen — tousse depuis un an — a eu des hémoptysies abondantes à diverses époques — amaigrissement considérable; appétit disparu.

Entre à la salle Trousseau le 18 septembre 1897.

Le 5 février, son état est le suivant : appétit nul — fièvre et sueurs — la température oscille autour de 38 degrés le matin et 39 degrés le soir — expectoration abondante et purulente dont l'examen bactériologique révèle la présence de bacilles.

En avant : matité aux deux sommets, râles sous-crépitants du haut en bas, des deux côtés, la base droite paraît moins infiltrée.

En arrière : matité aux deux sommets, râles à droite sur toute la hauteur du poumon; à gauche, râles dans les deux tiers supérieurs.

N'est pas transportable et n'a pu être pesé.

Le 6 février, injection de 1/500 de milligramme de TR, température le soir, 39°6.

Le 8 février, injection de 5/500, température soir, 39·1 ; le 10, 7/500, température, soir 39 degrés ; le 12, 1/50, température, soir 39 degrés.

Examen des urines : pas d'albumine ni de sucre.

Le 14 février, 2/50, température, soir 39 degrés. L'auscultation ne permet de constater aucune amélioration. Le 16, 3/50, température, soir 38°6.

Le 18, injection de 4/50. Mort.

L'autopsie révèle une infiltration à peu près complète des deux poumons, quelques cavernes de petite dimension, une seule portion de tissu pulmonaire à peu près sain à la base droite très congestionnée.

OBSERVATION II

(Prise dans le service de M. le professeur Cochez.)

Marguerite M..., trente et un ans, célibataire, ménagère.

Antécédents héréditaires. — Père mort de la poitrine après avoir eu la variole.

Antécédents personnels. — Il y a cinq ans, bronchite qui a duré six mois. Depuis, affaiblissement général, progressif, essoufflement à la moindre fatigue, douleur entre les deux épaules, névralgies fugaces. Pas de fièvre ni de sueurs.

Déjà soignée pour sa toux deux ou trois fois à l'hôpital — revient cette fois, le 28 février 1898 — venait d'avoir le 24 une hémoptysie considérable qui s'est renouvelée quatre fois en deux jours.

Expectoration peu abondante, crachats purulents dont l'examen bactériologique est positif. Toux sèche, très fréquente.

Le 9 mars, l'auscultation permet de constater :

A gauche : expiration prolongée en avant et en arrière, matité au sommet.

A droite : submatité en avant, respiration rude, soufflante; quelques râles sous-crépitants au tiers moyen, matité plus grande en arrière, douleur à la percussion. Craquements secs et râles muqueux.

Poids, 50 kilogrammes. Urines normales. Température entre 36°7 et 37°3.

Le 9 mars, injection de 1/500; le soir, hémoptysie (une gorgée de sang).

Le 11, 3/500; le 13, 5/500. La malade se sent mieux.

Le 16, 8/500. Expectoration très abondante, crachats striés de sang; la malade sent ses forces revenir et peut se promener dans le jardin.

Le 18, 1/50. Expectoration toujours très abondante. Toux très fréquente.

L'injection précédente a déterminé l'apparition d'une zone douloureuse, indurée, très sensible à la pression, de 3 à 4 centimètres de diamètre.

Poids, 49 kg. 950.

Le 21, injection de 2/50; le 23, 3/50; le 25, 4/50; le 28, 5/50.

Poids, 53 kg. 400.

Le 31, $6\frac{1}{2}$/50. Le 2 avril, 8/50; le matin, hémoptysie peu abondante qui se renouvelle pendant les deux jours suivants (petits caillots, crachats sanguinolents); température, soir 38°1.

Le 3 avril, température : 38 degrés.

Le 5 avril, injection de 1/5.

Poids, 53 kg. 900.

Le 8 avril, injection de 2/5; température, soir 37°9.

Le 9, température : 37°8. Le 10, température : le matin 38°1, le soir 37°8.

Le 12, injection de $3\frac{1}{2}$/5.

Poids, 53 kg. 000.

Le 16, 4/5; température, le soir 38°1.

Le 20, 1 milligramme.

Poids, 53 kg. 400.

La malade est toujours incommodée par la douleur et l'induration persistantes aux points injectés.

Le 23, injection de 1 mgr. 1/2; température, soir 37°9.

Le 27, injection de 2 milligrammes ; température, soir 37°8.

Poids, 55 kg. 500.

Le traitement a été clôturé ce jour-là. Depuis lors, la température s'est toujours maintenue très voisine de 37 degrés.

Depuis le 18 mars, les indurations douloureuses ont continué à se produire régulièrement après chaque injection.

Quatre examens des urines ont été faits dans le cours du traitement. Rien d'anormal.

Auscultation :

A gauche : expiration prolongée, retentissement de la toux en avant, matité, quelques craquements en arrière.

A droite : submatité, respiration soufflante en avant, matité et râles muqueux, en arrière au sommet.

L'examen des crachats a toujours été positif.

Nous avons continué de prendre le poids de la malade toutes les semaines.

Le 2 mai, poids, 53 kg. 200.

Le 9, poids, 54 kg. 700.

Le 16, poids, 53 kg. 600.

La malade, remise à l'huile de foie de morue, à la terpine et à l'arsenic, quitte l'hôpital.

OBSERVATION III

(Prise dans le service de M. le professeur Cochez.)

Charles B.., trente ans, tailleur de pierres — a eu les fièvres — tousse depuis trois ans. A eu des hémoptysies abondantes, au début, avec de la fièvre et des sueurs profuses.

Depuis dix mois environ semble s'améliorer ; fièvre disparue ; pas de sueurs ; l'appétit revient ; expectoration purulente, bacilles. Poids, il y a trois mois : 48 kilogrammes ; poids actuel : 51 kg. 400.

La température oscille autour de 36°5 le matin et 37 degrés le soir.

Le 6 février, auscultation :

A gauche : matité descendant jusqu'au tiers inférieur et râles sous-crépitants nombreux en avant ; matité très forte, râles dans toute la hauteur du poumon, en arrière.

A droite : expiration prolongée en avant. Quelques râles sibilants au sommet, en arrière.

Injection de TR, 1/500 de milligramme. Le 8, 5/500 ; le 10, 7/500.

Le malade accuse une sensation de bien-être.

Le 12, 1/50 ; le 14, 2/50 ; le 16, 3/50 ; douleur au point injecté, érythème peu étendu, induration persistante.

Le bien-être accusé précédemment disparaît.

Poids, 51 kg. 300.

Le 19, 4/50 ; le 21, 5/50 ; le 23, 7/50. — Examen bactériologique positif, rien d'anormal dans les urines.

Auscultation :

A gauche : matité, râles sous-crépitants sur toute la hauteur en avant et en arrière

A droite : sonorité normale, quelques râles sibilants, respiration rude et soufflante en avant ; matité au sommet et craquements en arrière.

Le 25, 8/50 ; le 28, 1/5. — Le 2 mars, 2/5 ; le 5, 3/5.

Le 6, température : le matin 37°8, le soir 39 degrés.

Le 7, température : le matin 37 degrés, le soir 37°8.

Le 9, de nouveau injection de 3/5.

Le 11, 4/5 ; le 13, 1 milligramme, température : soir, 38°1.

Le 16, 1 mgr. 1/2.

Le 18, poids : 51 kg. 850.

Rien à signaler, à part les indurations qui sont constantes.

Le 21, 2 milligrammes, température : soir 38°3.

Le 22, température : matin 38°6, soir 36°8.

Le 25, 3 milligrammes, température : soir 38°5.

Poids : 51 kg. 300.

Le 31, 3 mgr. 1/2, température : soir 39°4.

Le 2 avril, pas d'injection. Le malade se plaint de ne pas pouvoir manger les jours d'injection et d'avoir la fièvre.

Poids : 51 kg. 300.

Le 5, 3 mgr. 1/2. — Le 8, 4 milligrammes.

Poids : 51 kg. 300.

Le 12, 4 mgr. 1/2.

Le 14, poids : 50 kg. 800.

Le 16, 5 milligrammes ; le 20, 6 milligrammes.

Le 21, poids : 51 kg. 600.

Le 23, 7 milligrammes ; le 27, 8 milligrammes.

Le 28, poids : 51 kg. 300.

Le 2 mai, 9 milligrammes. — Le sujet ne mange presque plus depuis huit jours. Clôture du traitement.

Depuis le 16 février, les réactions locales douloureuses ont été constantes et ont nécessité le changement fréquent du point d'injection.

Urines : pas de sucre ni d'albumine.

Les crachats contiennent toujours des bacilles.

Auscultation : zone de matité et de râles un peu plus étendue qu'au début, du côté gauche; à droite quelques craquements au sommet sont maintenant perceptibles.

Le poids continue à être pris régulièrement.

Le 5 mai, 51 kilogrammes.

Le 12, 50 kg. 800.

Le 20, 50 kg. 650.

Le malade a été remis au traitement ordinaire.

OBSERVATION IV

(Prise dans le service de M. le professeur Cochez.)

Pierre V..., trente ans, brigadier au chemin de fer — tousse depuis treize mois — deux hémoptysies il y a deux ou trois mois — appétit nul, amaigrissement, fièvre le soir, sueurs nocturnes — crachats — purée de pois, bacilles — urines normales — n'est pas transportable et n'a pas été pesé. La température varie entre 37·5 le matin et 38·5 le soir.

Auscultation :

A gauche : matité au sommet, râles nombreux en avant ; matité très étendue; râles du haut en bas, gargouillements en arrière.

A droite : matité au sommet, râles dans la région sous-claviculaire en avant ; — expiration prolongée, quelques craquements, râles au tiers moyen, en arrière.

Le 6 février, injection de 1/500; le 8, 5/500; le 10, 7/500, rougeur douloureuse au point injecté, induration.

Le 12, 1/50; le 14, 2/50; le 16, 3/50; le 19, 4/50. Aucune amélioration.

Le 21, 5/50 ; le 22, hémoptysie foudroyante, mort en quelques minutes.

Autopsie. — Hémorrhagie interne, considérable, adhérences généralisées, poumon droit infiltré dans les deux tiers supérieurs ; poumon gauche, infiltration, ramollissement et cavernes sur les parois desquelles on arrive à distinguer quelques anévrismes de Rasmussen. Avant l'ouverture du cadavre, une injection d'eau poussée par la veine fémorale a déterminé l'évacuation par la bouche d'une grande quantité de caillots et de sang qui encombraient les bronches.

OBSERVATION VI

(Prise dans le service de M. le professeur Cochez).

Claude P..., cultivateur, cinquante et un ans — a eu les fièvres pendant un an — tousse depuis trois mois — hémoptysies pendant huit jours consécutifs. Douleurs dans les creux sous-claviculaires en avant, sus-épineux et sous-épineux en arrière — a beaucoup maigri, constipé opiniâtrement — n'a pas de fièvre.

Expectoration purulente et abondante, bacilles.

Poids il y a trois mois 65 kilogrammes. Poids actuel 50 kg.500. Rien dans les urines, température oscillant entre 36°4 et 37.

Un premier examen donne les signes suivants :

A gauche : matité, expiration prolongée et soufflante en avant ; matité, douleur et craquements en arrière.

A droite : matité très forte, râles sous-crépitants nombreux en avant ; matité, douleur, craquements et râles en arrière.

Le 8 février, injection de 1/500.

Le 9, a eu un peu d'insomnie la nuit.

Le 10, 3/500 ; le 12, 5/500 ; le 16, 1/50.

Le malade se plaint d'insomnies persistantes — premier érythème douloureux, suivi d'induration.

Le 19, 2/50 ; le 21, 3/50 ; le 23, 5/50 ; le 24, température : soir, 37°9.

Depuis quelques jours, le malade se sent mieux, il tousse moins et dort assez bien ; il ne se plaint plus que des douleurs occasionnées par les piqûres.

Le 25, 6,50 ; le 28, 8/50. Le 1ᵉʳ mars, température : soir 38°2.

Le 2 mars, 1/5. Le lendemain matin, température : 38 degrés, soir 37°8.

Cette poussée a été accompagnée de sueurs abondantes entre 7 heures et 10 heures du soir.

Le 5, 2/5. A l'auscultation, état stationnaire.

Le 6, température : soir 38 degrés, pas de sueurs.

Le 9, de nouveau 2/5 ; rien dans les urines.

Le 11, 3/5 ; le 12, température : soir 38°1.

Toujours des indurations.

Le 13, 4/5 ; le 16, 1 milligramme ; le 17, température : soir 38 degrés.

Poids : 55 kg. 700.

Le 18, 1 milligramme, le 19, température : soir 31°1.

Le 21, 1 mgr. 1/5 ; température : soir 38°1.

Le malade se plaint de n'avoir plus d'appétit et d'être obligé de garder le lit à cause de la fièvre.

Le 25, 2 milligrammes ; température : soir 39°7.

Poids : 55 kg. 200.

Le 28, pas d'injection.

Le 31, même injection de 2 milligrammes ; température : soir 38°5.

Poids : 56 kg. 100.

Les indurations ne cessent pas de se produire.

Le 2 août, le malade refuse de se laisser injecter.

Clôture forcée du traitement.

A l'auscultation, pas de modification appréciable des signes du début ; bacilles dans les crachats : rien dans les urines ; le poids continue à être enregistré.

Le 7 avril, poids : 54 kg. 300.

Le 14, poids : 55 kg. 300.

Le 21, poids : 55 kg. 700.

Le malade depuis la cessation du traitement est complètement apyrétique ; température : matin 36°5, soir 37 degrés.

Le 25 avril, poids : 55 kg. 100.

Le 5 mai, poids : 54 kg. 200.

Le 12, 54 kg. 600.

Le 20, 54 kg. 700.

Observation X

(Prise dans le service de M. le professeur Cochez.)

François F...., trente-trois ans, marchand ambulant ; mère morte phtisique à quarante-quatre ans. Père tousseur, encore vivant.

A eu du rhumatisme musculaire il y a quinze ans ; des coliques hépatiques à plusieurs reprises avec ictère ; la dernière il y a trois ans. Alcoolisme : 3 litres de vin par jour entre les repas, nombreux champoreaux ; absinthe et apéritifs variés. A eu la blennorragie avec orchi-épididymite droite, puis gauche.

A toujours toussé, peu ou prou, tousse beaucoup, surtout depuis six ans.

A été amélioré à plusieurs reprises, puis est retombé malade. Hémoptisies : la première à Nice il y a six ans ; une autre en Californie il y a trois ans. Depuis, a souvent des crachats sanguinolents, quelquefois douleur aux épaules ; assez bon appétit, bon sommeil ; a un peu maigri depuis un an ; a déjà maigri plusieurs fois et s'est refait ensuite.

A eu de la fièvre et des sueurs, mais n'en a pas en ce moment.

Crache abondamment. Bacilles ; urines normales.

La température se maintient entre 36°2 et 37.

Actuellement les signes de sa tuberculose sont :

A gauche : râles dans la région sous-claviculaire, en avant ; matité étendue au deux tiers supérieurs, et râles abondants dans la même région, en arrière.

A droite : respiration rude en avant ; matité au sommet et râles muqueux en arrière.

Les deux paquets épididymaires sont un peu douloureux. Celui de droite a beaucoup diminué et n'est pas très dur, celui de gauche est dur, noueux, a plutôt augmenté de volume depuis la guérison de la blennorragie, et contient des noyaux indurés nombreux. Au toucher rectal, la prostate présente quelques noyaux semblables vraisemblablement tuberculeux.

Le 23 mars, poids : 51 kg. 700.

Injection de 1/500. Le 25, 4,500; le 27, 7/500; le 29, 1/50; le 31, 3/50; température : soir 37·8.

Poids : 51 kg. 200.

Le 2 avril, 4/50. Dans la nuit du 2 au 3 avril, le malade a eu des hémoptysies, température : 37·7.

Le sujet se plaint de douleurs entre les deux épaules; application de teinture d'iode.

Le 5 avril, 6/20; le 6, température : 37·6.

Le 8, 8/50.

Poids : 51 kg. 800.

Le 12 avril, 1×/5. Apparition des phénomènes douloureux au point d'injection; rien dans les urines; bacilles dans les crachats.

Le 14, poids. 53 kg. 900.

Le 16, 2×/5. Le malade se plaint d'avoir des douleurs plus vives dans les testicules, surtout dans le gauche.

Le 20, 4/5.

Le 21, poids, 51 kg. 900.

Le 23, 1 milligramme ; le 27, 2 milligrammes.

Le 28, poids, 51 kilogrammes.

Le 2 mai, 3 milligrammes.

État stationnaire à l'auscultation. Les testicules et la prostate ne sont pas modifiés.

Le 4, le malade quitte l'hôpital et n'a pu être suivi après le traitement.

OBSERVATION XII

(Prise dans le service de M. le professeur Cochez.)

Gustave G..., vingt-deux ans, employé aux hypothèques. Rien dans les antécédents héréditaires. A eu la rougeole à douze ans. Alcoolisme, 2 à 3 litres de vin, plus 1/2 litre d'anisette par jour. A un rhume qui traîne depuis le mois de mars dernier. Il a, suivant son expression, traité ce rhume par l'anisette. En juillet dernier, douleur au sommet gauche, perte de l'appétit, affaiblissement et amaigrissement. Entré à l'hôpital fin août et en sort quinze jours après, amélioré, ayant recouvré l'appétit.

Un peu plus tard, les symptômes reparaissent; l'appétit redisparaît; fièvre. Rentre à l'hôpital en octobre et en ressort amélioré de nouveau en décembre.

Vingt jours environ avant sa présence actuelle à l'hôpital, vives douleurs au niveau des vertèbres lombaires, s'exaspérant par la toux et la flexion du tronc; nuits affreuses, insomnie; appétit nul; point de côté violent; pleurésie droite.

Le 10 mars, jour de sa troisième rentrée à l'hôpital, l'auscultation donne :

A gauche : sonorité normale, expiration prolongée en avant, matité au sommet et râles sous-crépitants nombreux en arrière.

A droite : un peu de matité à la base en avant; matité uniforme du haut en bas en arrière; vibrations fortement diminuées dans les deux tiers inférieurs; au sommet, respiration soufflante; quelques frottements pleuraux; *plus bas,* murmure vésiculaire presque aboli; pas de broncho-œgophonie ni de pectoriloquie aphone. A ce moment, il y a très peu de liquide dans la plèvre.

Rien de particulier dans les urines; examen bactériologique des crachats positifs.

Poids, 64 kilogrammes. Le malade a de la fièvre. La température oscille entre 37°5 le matin et 38°2 le soir.

Le 11 mars, première injection de 1/500; le 13, 3/500; le 15, 5/500; le 17, 7/500; le 19, 1/50.

Les indurations douloureuses apparaissent.

Poids, 63 kg. 800.

Le 21, 2/50. Le malade se plaint de tousser et de cracher beaucoup plus qu'avant les injections.

Le 23, 3/50; le 25, 4/50.

Poids, 62 kg. 500.

Le 28, 5/50; le 30, 6/50.

Le 31, poids, 61 kg. 300

Le 1er avril, injection de 7/50.

Le malade continue à se plaindre de tousser et de cracher beaucoup.

Le 3 avril, 2/50; le 5, 1/5. Douleurs aiguës aux sommets; teinture d'iode.

Le 8, 2/5.

Poids, 61 kg. 405. Les douleurs intenses des sommets persistent; pointes de feu.

Le 12, 3/5; le 14.

Poids, 60 kg. 700.

Le 16, 4/5.

La dernière piqûre faite à la cuisse a déterminé un érythème de 8 à 10 centimètres de diamètre. Le malade n'a pu marcher le jour de l'injection et a boité pendant les deux jours suivants.

Le 20, 1 milligramme. Le malade tousse un peu moins.

Le 21, poids, 61 kg. 500.

Le 23, 1 milligramme et demi; le 27 avril, 2 milligrammes.

Le 28, poids, 61 kg. 700.

Le 2 mai, clôture du traitement.

A ce moment, l'auscultation nous montre les lésions un peu plus avancées, surtout à gauche, où les râles s'étendent plus bas. A droite, le sommet est toujours mat, la base est presque entièrement dégagée; quelques frottements.

Toujours des bacilles dans les crachats; la température s'est maintenue dans ses limites du début : 37°8; 38°6. Rien dans les urines.

Le 5 mai, poids, 61 kilogrammes.

Le malade a quitté l'hôpital le 7 mai et n'a pu être suivi plus longtemps.

Observation XIII

(Prise dans le service de M. le professeur Cochez.)

Eugène T..., célibataire, trente-quatre ans, chauffeur à bord des bateaux à vapeur. Tousse depuis quatre mois. Il y a trois mois, hémoptysies à répétition, un demi-verre de sang tous les matins, pendant quinze jours. A été soigné à ce moment à l'hôpital de Dun-

kerque; a repris la mer bientôt après et a dû s'aliter à Alger.
Alcoolisme; rêves nocturnes. Maintenant ne peut plus boire de vin;
sensation de brûlure à l'estomac quand il en boit. A maigri de
11 kilogrammes en trois mois: appétit à peu près conservé; essoufflement; pas de fièvre ni de sueurs. Température : le matin, 36°5;
le soir, 37 degrés.

Poids actuel, 60 kilogrammes; urines normales.

Auscultation :

A gauche : respiration soufflante en avant ; matité au sommet ;
craquements et râles en arrière.

A droite : submatité au sommet et respiration rude en avant ;
matité plus grande en arrière, quelques craquements.

Le malade crache peu ; le bacilles.

Le 13 mars, 1/500; le 16, 4/500; le 18, 6/500.

Poids, 65 kg. 500.

Le 19, température soir, 37°9.

Le malade demande à ce qu'on augmente sa ration de pain.

Le 21, 1/50; le 23, 2/50.

La dernière injection pratiquée à la fesse a produit une induration douloureuse. Le malade demande à être piqué ailleurs.

Le 25, 3/50. Poids 66 kilogrammes.

Le 28, 4/50. Température, soir, 37°8.

Le 31, 1x/5. Poids, 63 kg. 200.

Le 2 avril, 3.5; le 5, 4/5; le 8, 1 milligramme.

Poids, 70 kg. 500.

Le 11 avril, le malade se trouvant assez bien, quitte l'hôpital.

L'auscultation accuse une matité d'étendue sensiblement la
même.

Aux deux sommets, craquements ; peut-être râles un peu moins
nombreux. Bacilles. Rien dans les urines.

OBSERVATION XIV

(Prise dans le service de M. le professeur Cochez.)

Pierre H..., dessinateur au chemin de fer, célibataire, vingt-sept ans, père mort de tuberculose pulmonaire et laryngée, frère mort de tuberculose pulmonaire. A eu la fièvre typhoïde et les fièvres palustres. Tousse depuis un an, toux sèche, fréquente, très pénible. Au mois de décembre dernier, première angine, fièvre le soir. Transpirations la nuit. A beaucoup maigri. Depuis décembre, a perdu 12 kilogrammes, dont 4 en quinze jours. Actuellement, nouvelle angine, crachats muqueux abondants.

L'examen thoracique donne :

Submatité en avant, des deux côtés ; matité en arrière, aux deux sommets ; des deux côtés, respiration rude et soufflante ; à gauche, quelques râles muqueux.

L'examen du pharynx révèle l'existence de plusieurs ulcérations ovalaires, à fond grisâtre ; l'une d'elles, située derrière la luette, présente une couronne incomplète de granulations jaunâtres. Déglutition très douloureuse, sensation de chatouillement à la gorge, provoquant la toux et des vomissements ; les ganglions du cou sont engorgés et perceptibles au toucher. Ces ulcérations se sont développées insidieusement et sont indolores en dehors de la déglutition.

Examen laryngoscopique : rien à la glotte, épiglotte gonflée, comme œdématiée, blanchâtre.

Examen bactériologique des crachats : bacilles.

Un semblable examen persévérant, fait sur les sécrétions des ulcérations, permet de découvrir également des bacilles.

Poids actuel : 56 kilogrammes.

Température : matin, 38 degrés ; soir, 39 degrés.

Examen des urines : négatif.

Le 14 mars, 2/500 ; le 16, 5/500 ; le 18, 8/500 ; le 21, 1/50.

Le 23, pas d'injection, le malade était absent

Le 25, 3/50.

Poids : 54 kilogrammes.

Le 28, 4/50. Pas d'amélioration du côté du pharynx.

Le 29, température : soir, 39°4 ; le 30, soir, 39°5.

Le 31, 5/50. Cautérisation au galvano-cautère de l'une des ulcérations, la plus grande, celle située derrière la luette. .

Température : matin, 38°6 ; soir, 39°3.

— 55 —

Auscultation : apparition de foyers de ramollissement à gauche, en avant, sous la clavicule ; nombreux râles muqueux aux sommets, en arrière.

Expectoration plus purulente. Bacilles.

Poids : 52 kilogrammes.

La fièvre redouble d'intensité, les transpirations sont extrêmement abondantes et fréquentes.

Le 2 avril, 6/50, induration et douleur au lieu de la précédente injection.

Le 5, 7x/50 ; température : matin, 38°8 ; soir, 39°7.

Le 8, 1/5.

Poids : 52 kg. 750.

Le 11, 2/5 ; température : 39°8.

Le 12, auscultation : matité très étendue aux deux sommets en arriere, plus étendue à gauche.

Submatité à gauche en avant ; les foyers ramollis s'étendent, râles sous-crépitants très nombreux et disséminés.

L'expectoration devient de plus en plus purulente. Bacilles, amaigrissement extrême.

Le 14, 3/5 ; température : soir, 39°5.

Poids : 51 kg. 500.

Le 15, les lésions du pharynx ne se modifient pas ; nouvelle cautérisation au galvano-cautère.

Le 16, 4/5, apparition d'une diarrhée qui ne cède pas. Rien dans les urines.

Le 20, 1 milligramme, température : soir, 39°2.

Le 22, mort. L'autopsie n'a point été possible.

OBSERVATION XV

(Prise dans le service de M. le Dr Saliéges.)

Marie G...., ménagère, veuve, 38 ans, a eu des rhumes nombreux ; l'un de ces rhumes, négligé, n'a pas guéri. Il y a un mois et demi, hémoptysie abondante. Toux sèche. Expectoration difficile, faible, presque nulle. Affaiblissement, douleurs aux sommets, appétit diminué, amaigrissement, pas de fièvre.

Poids : 52 kg. 500 ; température entre 36 et 37 degrés ; pas de bacilles.

Auscultation :

A gauche : expiration prolongée en avant, un peu de matité au sommet, en arrière.

A droite : submatité, respiration rude en avant ; matité au sommet, respiration rude et soufflante en arrière.

Le 16 mars, 1/500 ; le 18, 3/500 ; le 21, 6/500 ; le 23, 1/50.

Poids : 53 kg. 500.

La malade se sent mieux, est plus gaie.

Le 25, 2/50 ; le 28, 3/50 ; le 31, 5/50.

Poids : 53 kg. 200.

Le 2 avril, 7/50 ; douleur intense au lieu de la dernière injection, induration volumineuse.

Le 3, température : 37°7.

Le 5, 8 x/50, température : soir, 38°2.

Le 6, température : matin. 30°4 ; soir, 38°5.

Le 8, 1/5 ; le 9, température : soir, 38°4.

Poids : 54 kg. 500.

Le 12, 2 x/5 ; le 13, température : soir, 38°4.

Le 16, 3 x/5.

Poids : 54 kg. 600,

L'injection précédente a provoqué un érythème douloureux, plus considérable que d'habitude (12 centimètres de diamètre), tuméfaction plus étendue ; vaste induration et douleur vive persistant encore.

Le 20, 1 milligramme ; température : soir, 38°9.

Le 21, température : matin, 38°6 ; soir, 39 degrés.

L'injection est faite du côté opposé ; nouvelle irritation locale, intense.

Le 23, 1 mgr. 1/2. L'injection a été faite à la cuisse ; zone tuméfiée de 13 centimètres de diamètre, ganglions dans l'aine.

Le 24, température : 38°1.

Poids : 51 kg. 700.

Le 27, 2 milligrammes. Les phénomènes irritatifs, toujours considérables, empêchent la malade de se lever et durent six à sept jours.

Le 27, température : soir, 37°8 ; le 28, température : soir, 38°5.

Clôture du traitement. Rien dans les urines, pas de bacilles dans les crachats, râles muqueux.

A l'auscultation, état stationnaire ; le poids continue à être relevé :

Le 30, 54 kg. 000.

Le 7 mai, 55 kilogrammes.

Le 14, 55 kg. 200.

Le 21, 55 kilogrammes.

Le 22, la malade quitte l'hôpital.

OBSERVATION XVI

(Prise dans le service de M. le Dr Sollièges.)

Jean-Pierre S..., cultivateur, vingt-cinq ans, ancien paludéen, tousse depuis trois mois. Affaiblissement, amaigrissement, appétit à peu près conservé ; a eu de la fièvre et des transpirations ; n'en a plus en ce moment. Douleur aux sommets.

Expectoration peu abondante. Bacilles. La température varie entre 37 degrés et 37°5.

Poids, 61 kg. 200.

Auscultation :

A gauche : quelques râles sous-crépitants, sous la clavicule en avant, matité et râles au sommet, en arrière.

A droite : respiration soufflante en avant, matité et craquements en arrière.

Le 14 mars, injection de 1/500 ; le 16, 3/500 ; le 18, 5/500.

Le 20, hémoptysie ; le malade n'en avait jamais eu jusque-là.

Le 21, 8/500. Poids, 61 kg. 400 ; première induration.

Le 22, température, soir 38°2.

Le 23, 1/50 ; température, soir 38 degrés

Le 25, 2/50 ; le 28, 3/50 ; température 37°0.

Poids, 62 kilogrammes.

Le 31, 5/50 ; température, soir 38 degrés.

Le 2 avril, 7/50 ; le 3, température, soir 38 degrés.

Le 4, température : matin 37°3, soir 40°3.

Le 5, 85/0 ; température 38°1.

Poids, 61 kilogrammes.

Le 6, température : matin 38°9, soir 39°7.

Le 8, même dose 8/50 ; température 39 degrés.

Rien dans les urines.

L'auscultation fait découvrir une zone étendue de ramollissement aux deux poumons. Tout le tiers supérieur, surtout à gauche, est envahi.

La toux augmente de fréquence. L'expectoration est plus abondante et plus purulente.

Le 9, crachats sanglants. Le traitement est suspendu.

Les 10, 11, 12 avril, aggravation des symptômes ci-dessus ; expectoration striée de sang, toux incessante.

La température baisse en même temps que les symptômes s'aggravent. Le 14, mort. L'autopsie n'a pu être faite.

OBSERVATION XVII

(Prise dans le service de M. le Dr Saliéges.)

Antoine O...., vingt-sept ans, vermicellier. Tousse depuis trois ans ; a beaucoup maigri ; appétit diminué, essoufflement facile, perte des forces, crachats purulents, bacilles, — n'a pas de fièvre.

Urines normales.

Poids, 52 kg. 200.

Auscultation : respiration rude en avant des deux côtés, sonorité normale. En arrière, matité et râles sous-crépitants aux deux sommets. La température oscille autour de 36°5 le matin et 37°3 le soir.

Le 16 mars, 1/500 ; le 18, 4/500 ; le 21, 7/500 ; température, soir 38 degrés.

Le 23, 1/50 ; température, soir 38 degrés. Douleur et induration.

Le 25, 2/50 ; le 28, 3/50.

Poids, 52 kilogrammes.

Le 31, 5/50 ; le 2 avril, 7/50.

Le 3, poids, 51 kg. 500.

Le malade se plaint d'avoir moins d'appétit.

Le 5 avril, 8/50 ; le 8, 1/5.

Le 10, poids, 51 kg. 600.

Le 12, 2/5. Le malade se plaint de nouveau de perdre l'appétit. Il souffre beaucoup aussi des indurations aux points piqués.

Le 16 avril, le malade refuse de se laisser injecter. Il perd de plus en plus l'appétit.

Le 17, poids, 51 kg. 600.

L'auscultation ne révèle aucun changement notable dans l'état des lésions. Bacilles dans les crachats. Rien dans les urines.

Le 24 avril, poids 50 kg. 500.

Le 7 mai, poids, 50 kilogrammes.

Le 21, poids, 50 kilogrammes.

Le malade n'a pas été suivi plus longtemps.

OBSERVATION XVIII

(Prise dans le service de M. le Dr Salièges.)

Henri D..., vingt-sept ans, valet de chambre, père éthylique, mère morte jeune, d'affection inconnue. Tousse depuis deux ans à la suite d'une pleurésie ; diminution des forces et de l'appétit, essoufflement facile ; quelques douleurs fugaces aux sommets. A eu de la fièvre et des sueurs nocturnes, mais ces symptômes ont disparu depuis déjà longtemps. A maigri de 8 kilogrammes en un an et demi. Pèse actuellement 63 kilogrammes.

Crachats purulents peu abondants. Bacilles.

Température : 36°2 matin, 37 degrés soir.

A l'auscultation, lésions peu avancées.

A gauche, rien.

A droite, submatité en avant. Matité au sommet en arrière, respiration rude et soufflante, craquements, râles peu nombreux, seul'ment bien nets en faisant tousser le malade.

Le 14 mars, 1/500 ; le 16, 3/500 ; le 18, 5/500 ; le 21, 7/500.

La précédente injection a produit une douleur assez vive pour empêcher le malade de s'asseoir ; aujourd'hui, nous trouvons une induration du volume d'une grosse noix.

Le 23, 1/50; température, soir 37°0.

Le 25, 2/50.

Poids, 61 kg. 000.

Le 28, 3/50. Les indurations se reproduisent avec la plus grande régularité. Les nouvelles empiètent sur les anciennes non encore disparues, malgré le changement fréquent du point injecté. Le malade se plaint aussi de perdre l'appétit de plus en plus.

Le 31, 5/50; le 2 avril, 7/50; le 5 avril, 8/50; température, soir 37°8.

Poids, 61 kilogrammes.

Le 8 avril, 1/5; température 37°5.

Le 12 avril, le malade refuse de se soumettre aux injections. Les douleurs locales produites par les piqûres et la perte de l'appétit sont les raisons qu'il nous donne.

Poids, 60 kilogrammes.

A l'auscultation : rien à gauche; à droite, la zone de matité paraît descendre un peu plus bas. Le malade nous dit cracher davantage. Bacilles. Rien dans les urines. Température normale.

Le 20 avril, poids, 63 kilogrammes.

Le 24 — — 61 kg. 500.

Le 7 mai, — 60 kg. 600.

Le 21 — — 59 kg. 400.

Le malade n'a pu être suivi plus longtemps.

OBSERVATION XIX

(Prise dans le service de M. le Dr Saliéges.)

Pierre R..., italien, tailleur de pierres, trente-cinq ans. Rien dans les antécédents héréditaires. A eu deux bronchites : l'une il y a cinq ou six ans, l'autre, l'année dernière. Tousse depuis. Douleur à l'épaule droite, amaigrissement, perte des forces, appétit peu diminué; n'a pas de fièvre ni de sueurs; crache peu mais vert. Bacilles.

A un premier examen, nous trouvons :

A gauche, respiration soufflante, en avant; matité au sommet, en arrière.

A droite, submatité en avant, en bas, quelques sibilances; matité et craquements humides en arrière; râles bullaires, perceptibles seulement pendant les accès de toux.

Urines normales. Poids, 57 kg. 400.

Température comprise entre 36°5 le matin et 37°3 le soir.

Le 14 mars, 1/500; le 16, 3/500; le 18, 5/500; le 19, soir température 38°4.

Le 21, 7/500; le 22, température, soir 38°2.

La première induration douloureuse apparaît,

Le 23, 1/50; le 25, 2/50; température soir 37°8.

Poids, 56 kilogrammes.

Le 28, 3/50; température soir 37°8.

Le 31, 5/50. Le malade se plaint des douleurs occasionnées par les piqûres.

Le 2 avril, 7/50; température soir 35°7.

Le 5, 8/50.

Poids, 57 kg. 400.

Le 6, température, soir 38°7.

Le malade se plaint de perdre l'appétit.

Le 8 avril, 1/5; le 9, température soir 38 degrés.

Le 12, 2/5.

Poids, 57 kilogrammes.

Le 13, température : 37°8.

Le 16, 3/5; le 17, température : matin 37°3, soir 39°2.

Le 20, le malade n'a plus voulu se laisser injecter. Les indurations douloureuses n'ont pas cessé une seule fois de se produire.

Poids : 55 kg. 300.

Le 21, la température revient à son état antérieur : 36°2 le matin, 37 le soir.

Un dernier examen accuse des lésions sensiblement stationnaires plutôt plus étendues qu'au début.

Rien dans les urines.

Expectoration : mêmes caractères. Bacilles.

Le 24, poids : 56 kilogrammes.

Le 7 mai, poids : 57 kilogrammes.

Le malade a quitté l'hôpital.

Observation XX
(Prise dans le service de M. le Dr Saliéges.)

Jules-Félix M..., manœuvre, dix-sept ans, mère tousseuse, encore vivante. A eu un abcès froid à l'âge de six ans et une fluxion de poitrine à l'âge de huit ans.

Tousse depuis six mois; fièvre le soir et sueurs abondantes la nuit; l'appétit perdu semble revenir un peu; n'a pas beaucoup maigri; affaiblissement; expectoration assez abondante; bacilles.

Auscultation :

A gauche : sonorité normale, plutôt exagérée; respiration soufflante en avant; matité, quelques râles bullaires, au sommet, en arrière.

A droite : submatité en avant, matité assez étendue en arrière; râles bullaires nombreux.

La température oscille autour de 37°8 le matin et 38°5 le soir.

Poids : 48 kg. 200.

Le 14 mars, 1/500; le 16, 3/500; le 18, 5/500; température : soir 39°4.

Le 21, 7/500; première induration douloureuse.

Le 23, 1/50; température, 39°7.

Le 25, 2/50; température, 38°3.

Poids : 48 kilogrammes.

Le 28, 3/50; température : soir, 38°7.

Le 31, 5/50; température, 39 degrés.

Le 2 avril, 7/50; température, 38°5.

Les indurations sont très volumineuses et durent cinq à six jours.

Le malade se plaint également de voir son appétit à peu près disparu.

Le 4, 8/50; température, 38°6.

Le 5, poids : 48 kilogrammes.

Le 6, 9/50; le 8, 1/5; température : soir, 39°5.

Le malade se plaint d'être plus mal qu'avant.

Le 12, le malade a, depuis quelque temps, des vomissements,

des céphalées; appétit nul. Il refuse de se soumettre au traitement.

Poids : 49 kilogrammes.

A l'auscultation, pas de modification bien grande des signes antérieurement observés. Toujours de la matité et des râles des deux côtés, plus nombreux et occupant une zone plus étendue à droite. Les crachats contiennent toujours des bacilles.

L'examen des urines est toujours négatif.

Le malade est remis au traitement créosoté et son poids peut être encore enregistré.

. Le 24, poids : 48 kilogrammes.

Le 7 mai, poids : 47 kilogrammes.

Le 21, poids : 47 kilogrammes.

Observation XXI

(Prise dans le service de M. le Dr Saliéges.)

Pierre G...., garçon d'hôtel, quarante ans. A eu six enfants, dont trois, morts de méningite. N'a jamais été malade avant la maladie actuelle qui a débuté il y a trois mois environ. Tousse depuis. Il y a un mois et demi, point de côté violent et pleurésie droite avec épanchement. Première ponction, le 11 mars, qui évacue 1200 grammes de liquide séro-purulent; n'a pas d'appétit; amaigrissement; fièvre due à sa pleurésie, n'en avait jamais eu avant.

Le 16 mars, son état est le suivant :

A gauche : respiration rude et soufflante, en avant; matité, craquements, en arrière, au sommet.

A droite : matité à la base, en avant.

Matité sur toute la hauteur, en arrière; vibrations abolies, murmure vésiculaire disparu; broncho-œgophonie, pectoriloquie aphone, etc.

La température est comprise entre 38 degrés le matin et 39 degrés le soir.

Poids : 53 kilogrammes.

Expectoration peu abondante. Bacilles.

Le 16 mars, 1/500; le 18, 3/500, nouvelle ponction et évacuation de 750 grammes de liquide citrin.

Le 21, 5/500; pointes de feu; le liquide diminue.

Le 23, 8/500; plus de liquide, quelques frottements de retour; température : matin, 37°6; soir, 38 degrés.

Le 25, 1/50. La pleurésie est terminée et la température redevient normale; le soir, 37 degrés.

Poids : 53 kilogrammes.

Le 26, température : 37°2. Le malade se lève depuis le 23, il n'est incommodé que par les indurations aux points piqués.

Le 27, 2/50; température : soir, 38°4 Nous mettons cette poussée sur le compte de TR dont les doses augmentent.

A l'auscultation, les signes pleurétiques sont de plus en plus effacés.

Le 31, même dose, 2/50; température : soir, 38°8.

Le 2 avril, même dose, 2/50; température : soir, 38°4.

Le 5, 3/50.

Poids : 52 kg. 700

Le 7 avril, température : matin, 38°7.

Le 8, 4/50; le 9, température : soir, 38°1.

Le 12, 5/50; le 13, température : soir, 39°5.

Poids : 53 kilogrammes.

Le 16 avril, 6/50. La précédente injection faite au bras avait déterminé une vive douleur, s'irradiant dans l'aisselle — ganglions très sensibles; le malade ne pouvait se servir de son bras.

Le 20, le malade n'a plus voulu recevoir d'injection.

Poids : 53 kilogrammes.

A l'auscultation, à part les signes pleurétiques qui ont à peu près complétement disparu, état stationnaire. L'expectoration n'a pas changé non plus. Bacilles.

Le 24, poids : 52 kg. 700.

Le 7 mai, poids : 55 kilogrammes.

Le 21, poids : 56 kg. 300.

Le malade a quitté l'hôpital.

Observation XXII
(Prise dans le service de M. le Dr Saliéges.)

Gabriel A..., marin, quarante trois ans. Rien dans les antécédents héréditaires. Dans ses antécédents personnels, on ne trouve que la blennorrágie et le chancre mou. Tousse depuis deux ans, ne crache presque pas; pas de bacilles; maigrit depuis quelque temps; assez bon appétit; s'essouffle facilement; a eu des sueurs nocturnes, actuellement disparues; pas de fièvre, température entre 36 et 37 degrés. A plutôt de l'hypothermie légère.

L'auscultation nous fournit les renseignements suivants : en avant, rien d'anormal; en arrière, matité aux deux sommets. Expiration prolongée; respiration rude et soufflante.

Poids, 60 kilogrammes.

Etat général satisfaisant.

Le 16 mars, 1/500; le 18, 4/500; le 21, 7/500; le 23, 1/50.

Induration très douloureuse, précédée d'érythème et de tuméfaction.

Le soir, température, 37°7.

Le 25, 3/50. Poids 59 kg. 600.

Le 28, 3/50; le 31, 5/50; le 2 avril, 7/50; le 8, 1/5.

Le malade se plaint vivement des douleurs occasionnées par les piqûres. Il ne peut plus s'asseoir, ses deux fesses étant bourrées d'indurations. Il ne veut plus se laisser traiter. Il finit par accepter une nouvelle injection de 1/5 au bras. Il se plaint aussi de perdre l'appétit et de ne pas pouvoir dormir.

Le 12 avril, la dernière piqûre avait encore produit une induration considérable. Le malade refuse catégoriquement de se soumettre au traitement.

Poids : 60 kg. 500.

Etat stationnaire à l'auscultation. La température dans le cours du traitement n'a jamais dépassé 37°7.

Le 19 avril, poids 61 kilogrammes.

Le 24 avril, poids 60 kg. 600.

Le malade n'a pas été suivi plus longtemps.

Observation XI

(Prise dans le service de M. le professeur Cortillet.)

Joseph J..., un an et dix mois, méningite tuberculeuse. Céphalalgie, constipation, vomissements ayant été précédés d'une période d'abattement ; fièvre, secousses, convulsions, torpeur, pouls irrégulier, ventre en bateau, dilatation des pupilles qui ne réagissent plus à la lumière, etc.

Le 7 mars, injection de 1/1000 de T R.

Le 8, 2/500 ; le 9, 6/500 ; aucune amélioration.

Le 10, 1/50 ; le 11, 2/50 ; le 12, la maladie ne paraît pas influencée par les injections. Mort.

Observation V

(Prise dans le service de M. le professeur Vincent.)

Ben hammou ben Hammamet, dix-sept ans, a eu des abcès froids. Présente en ce moment des masses ganglionnaires dures dans les régions zygomatiques gauche et hyoïdienne, ulcérées en deux endroits, une plaie à fond grisâtre, arrondie, du diamètre d'une pièce de 2 francs, un peu au-dessous de l'os hyoïde ; une autre en forme de raquette sous l'arcade zygomatique gauche.

A la nuque, paquet induré, volumineux, non ulcéré.

Aux poumons, rien en avant, un peu de submatité et d'expiration prolongée aux deux sommets.

Pas de toux ni d'expectoration ; pas de fièvre. A eu ses ulcérations grattées deux fois sans résultat ; urines normales.

Le 9 mars, 1/500 ; le 11, 3/500 ; le 13, 5/500.

Nous constatons une induration du volume d'une petite noix, peu douloureuse.

Le 16, 8/500 ; le 18, 1/50 ; le 21, 2/50 ; le 23, 3/50.

Les indurations existent, mais le malade ne se plaint pas ; il n'accuse de la douleur qu'à la pression.

Depuis quelques jours, notre attention est attirée par la présence d'une petite tumeur costale, à droite.

Le 25, 4/50 ; le 28, 5/50. Température : soir, 37°8.

Le 31, 6/50. La petite tumeur costale a le volume d'une noix, elle est dure ; pas de fluctuation.

Le bord des ulcérations semble vouloir se rapprocher du centre.

Le 2 avril, 7/50 ; le 5, 8/50 ; le 8, 1/5.

L'irritation locale est plus vive, le malade trouve les deux ou trois dernières injections plus douloureuses. Etat stationnaire des plaies.

Rien dans les urines.

Le 10 avril, 2/5 ; le 12, 3/5 ; le 16, 4/5. Température : soir, 39°5.

Les ulcérations se sont rouvertes, le fond gris blanchâtre est toujours atone.

Le 20 avril, 1 milligramme. La tumeur costale présente une légère fluctuation, une autre un peu plus petite se manifeste dans la région xiphoïdienne, un peu à droite de la ligne médiane.

Le 23, 1 milligramme et demi. L'abcès costal s'est ouvert spontanément pendant une défécation.

Le 27, 2 milligrammes. Aucune modification nette du côté des ulcérations ; l'abcès costal ne se cicatrise pas. Rien de changé aux poumons. Clôture du traitement. Le malade n'a pas été suivi plus longtemps.

Observation VII

(Prise dans le service de M. le professeur Curtillet.)

Aïssa ben Ali, neuf ans. Antécédents héréditaires et personnels, pas de renseignements. Agglomérations ganglionnaires au cou ; trois ulcérations dans les régions sous-maxillaire et et sus-hyoïdienne, la plus grande est arrondie du diamètre d'une pièce de

50 centimes; les deux autres sont allongées, oblongues, de 1 centi-mètre de longueur environ. Était traité par l'huile de foie de morue iodée. Aux poumons, rien. N'a jamais toussé.

Le 8 février, injection de 1/1000; le 10, 3/1000; le 12, 5/1000; le 14, 7/1000; le 16, 9/1000; le 19, 6/500; le 21, 8/500.

L'injection précédente a donné lieu à une induration assez con-sidérable. Les ulcérations semblent rapprocher légèrement leurs bords. Le 23, 1/50.

Depuis le 19 environ, son abdomen volumineux, tendu, présente de la fluctuation. Le 25, 2/50; le 28, 3/50. Température 38°4.

Les indurations se répètent régulièrement ; signes de péritonite.

Le 1er mars, laparotomie pratiquée par M. le professeur Cur-tillet ; péritoine criblé de tubercules.

Le 2 mars, injection de 2/50 au bras; le 3, température, soir 38°3.

Les ulcérations se sont rouvertes. Le 9 mars, 4/50; température 37°7.

Le 11, 5/50; température 37°8.

Le 13, 7/50; température 37°9.

Depuis quelques jours, diarrhée. L'état général semble plus mauvais. L'enfant est abattu, ne mange pas.

Le 16, 8/50; le 18, 9/50; le 21, 1/5. Les ulcérations semblent vouloir se rétrécir.

Le 23, 1x/5; le 25, 2/5; le 28, 2x/5; le 31, 3/5; le 2 avril, 3x/5.

Le 3, température soir 37°9.

Le 4, température 38°5.

Le 5, 4/5; le 6, température soir 38°3.

Les ulcérations, après avoir été pendant quelque temps recou-vertes d'une croûte, se rouvrent, la croûte tombée.

Les ganglions demeurent volumineux et durs.

Le 8 avril, 1 mgr., le 10, température soir 38°2.

Le 12, 1 mgr. 1/2; la peau rougit et mincit, en face l'une des saillies ganglionnaires ; température soir 39°7.

Le 16, 2 mgr.; température soir 39°3.

Toutes les ulcérations ont des dimensions au moins égales sinon supérieures à celles qu'elles présentaient au début.

Pas de tendance à la réparation.

La peau s'est ulcérée à un quatrième endroit. État général moins bon ; amaigrissement visible. Rien dans les urines.

Le 20 avril, pas d'injection. Clôture du traitement.

Observation VIII

(Prise dans le service de M. le professeur Vincent.)

Louise L.., célibataire, dix-huit ans, strumeuse ; pas de renseignements sur son hérédité. A eu des gommes tuberculeuses ulcérées à la jambe droite. Les plaies grattées un certain nombre de fois ont fini par guérir au bout d'un an et sept mois. Porte actuellement à la jambe gauche une plaie de 8 centimètres de longueur environ, qui a déjà été grattée deux fois, sans résultat. Le fond est pâle, blanchâtre. Toux sèche matin et soir ; n'a pas de fièvre. Température 36°7 et 37°2.

A l'auscultation, on trouve :

A gauche : submatité en avant ; matité, respiration rude et soufflante en arrière.

A droite : rien.

Urines normales.

Le 10 février, injection de 1/500 ; le 12, 3/500 ; le 14, 5/500 ; le 16, 7/500.

Première induration.

Le 19, 1/50 ; le 21, 2/50 ; le 22, tuméfaction rouge et douloureuse très étendue ; température soir 38°2.

Le 23, 4/50 ; l'injection est faite du côté opposé.

Le 24, nouvelle induration très volumineuse et très douloureuse.

Le 25, 5/50, température 33°1.

Le 28, 7/50. La plaie ne se modifie pas.

Le 29, température soir 38°5.

Le 2 mars, 9/50 ; température 38°9. Toujours des indurations considérables.

Le 5, 1/5 ; le 6, température soir 38°4.

Erythème de 12 centimètres de diamètre très douloureux.

Le 9, même injection 1/5; le 10, température 39·8.

Urines, ni albumine, ni sucre.

Le 11, 2/5; le 12, température soir 39·5.

Le 13, même dose, 2/5; température soir 38·6.

Le 14, température soir, 38·6.

La malade souffre beaucoup de ses piqûres pendant les deux jours qui suivent les injections; érythème étendu, tuméfaction; impossibilité de marcher; puis induration volumineuse, qui persiste pendant dix jours.

Le 18, pas d'injection; repos. — Le 21, 4/5; température : soir 39·6.

La piqûre a été faite à la cuisse.

Érythème; lymphangite, engorgement des ganglions de l'aine.

Le 25, 1 milligramme; température : soir 40 degrés.

Le 26, température : matin 39·6, soir 39·2.

Le 28, pas d'injection, repos; la plaie reste stationnaire.

Le 29, scarrification par l'interne de service.

Le 31, même dose, 1 milligramme. Le 1er avril, température : matin 39·1, soir 39·4.

Le 2 avril, la malade peut être pesée. Poids : 43 kg. 700.

Le 5, 1 mgr. 1/2; température : soir 28·3.

Le 6, température : matin 39·5, soir 40 degrés.

Vaste rougeur de 15 centimètres de diamètre; lymphangite, ganglions. La malade demande à se soustraire au traitement.

Le 8 avril, même injection de 1 mgr. 1/2; température : soir 40 degrés.

Poids : 46 kg. 700.

Le 12, même injection de 1 mgr. 1/2; le 13, température: matin 38·5; soir 39·5.

La plaie ne se modifie toujours pas. Le fond est très pâle, exsangue, ne bourgeonne pas, douleurs extrêmement vives et pénibles, provoquées par les injections; la malade ne mange plus, ne dort plus; zone considérable de tissu induré et douloureux.

Le 16, 2 milligrammes; température : soir 38·9.

L'état de la malade ne change pas. Elle se plaint et ne voudrait plus être piquée.

Poids : 45 kg. 400.

Le 20, pas d'injection. Clôture du traitement.

La plaie n'a pas changé d'aspect ; la malade couverte d'indurations ne peut ni marcher, ni s'asseoir ; appétit fortement diminué ; état général plus mauvais, toux plus fréquente.

Auscultation :

A gauche : matité et respiration soufflante, en arrière. Quelques sibilances en avant,

A droite : un peu de matité au sommet, expiration prolongée, respiration rude.

Le poids enregistré après le traitement donne la série suivante :

23 avril, poids : 46 kilogrammes.

30   —   —   45 kg. 700.

 7 mai,   —   47 kg. 300

14 —   —   48 kg. 500.

21 —   —   48 kg. 900.

28 —   —   48 kg. 400.

3 juin,   —   48 kg. 600.

La malade n'a plus de fièvre ; température : 37 degrés, 37°4.

L'appétit est meilleur, ainsi que l'état général.

La plaie, traitée d'abord par le naphtol camphré, puis par le goudron, n'a pas beaucoup changé. Peut-être cependant une légère amélioration depuis la cessation des injections.

OBSERVATION IX

(Prise dans le service de M. le professeur Vincent.)

Sedira Messaouda, vingt-cinq ans, ne comprend pas le français. Aucun renseignement sur son hérédité, ou sur ses antécédents personnels.

Ostéite tuberculeuse des deux premiers métatarsiens gauches.

Deux grattages sans résultat ; rien aux poumons ; état général satisfaisant ; pas de fièvre.

Le 10 février, 1/500; le 12, 3/500; le 14, 5/500; le 16, 7/500; le 19, 1/50; induration douloureuse seulement à la pression.

Le 23, 2/50; l'injection est faite à l'autre fesse.

Le 25, 3/50; les indurations continuent; la malade se plaint.

Le 28, 5/50; le 2 mars, 7/50; la plaie n'a pas changé d'aspect.

Le 5 mars, 1/5; température soir 38°4.

Urines : pas d'albumine ni de sucre.

Le 9 mars, même dose, 1/5; température 37°9.

Le 11, 2/5; température soir 39°6.

Toujours des indurations. Le 13, même dose, 2/5; température soir 40°1.

Le 14, température : matin 37°8.

Le 16, 3/5; température : 38°3; le 18, 4/5.

Le 20, la malade est emmenée de l'hôpital; son état n'a pas sensiblement changé.

Observation III

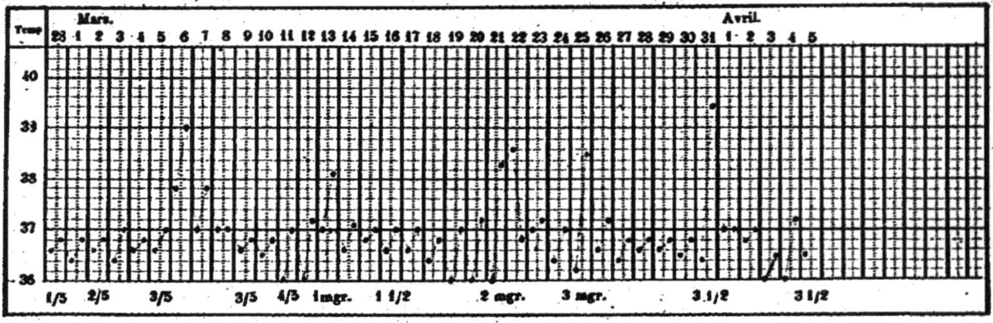

Temp	Mars.																															Avril.				

28 1 2 3 4 5 6 7 8 9 10 11 12 13 14 15 16 17 18 19 20 21 22 23 24 25 26 27 28 29 30 31 1 2 3 4 5

40   39   38   37   36

1/5   2/5   3/5   3/5   4/5   1 mgr.   1 1/2   2 mgr.   3 mgr.   3 1/2   3 1/2

Observation VI

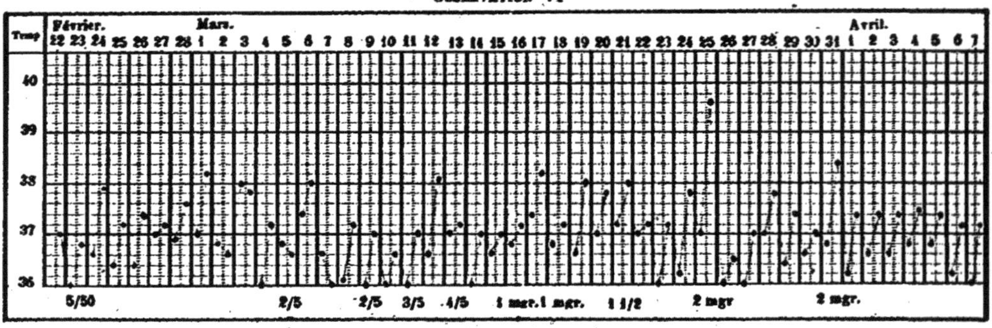

Temp	Février.							Mars.																													Avril.						

22 23 24 25 26 27 28 1 2 3 4 5 6 7 8 9 10 11 12 13 14 15 16 17 18 19 20 21 22 23 24 25 26 27 28 29 30 31 1 2 3 4 5 6 7

40   39   38   37   36

5/50   2/5   2/5   3/5   4/5   1 mgr. 1 mgr.   1 1/2   2 mgr   2 mgr.

Observation VIII

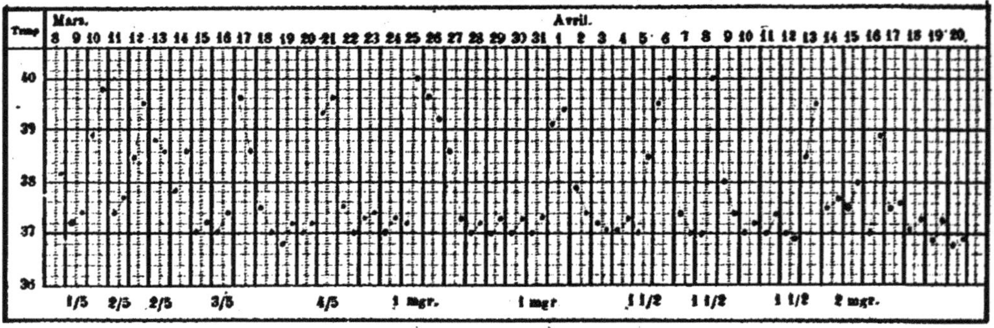

Temp	Mars.																								Avril.																			

8 9 10 11 12 13 14 15 16 17 18 19 20 21 22 23 24 25 26 27 28 29 30 31 1 2 3 4 5 6 7 8 9 10 11 12 13 14 15 16 17 18 19 20

40   39   38   37   36

1/5   2/5   2/5   3/5   4/5   1 mgr.   1 mgr.   1 1/2   1 1/2   1 1/2   2 mgr.

OBSERVATION XXI

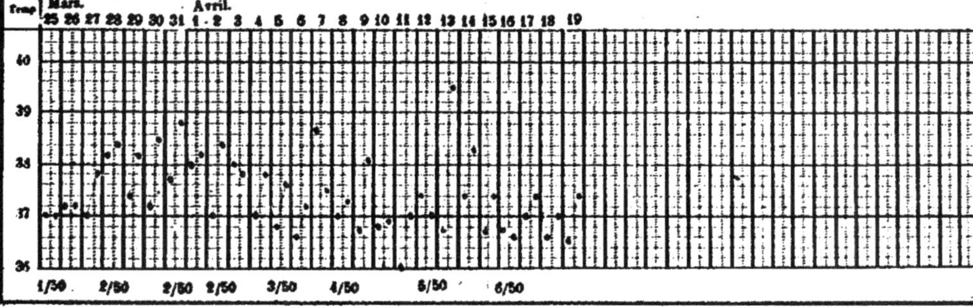

CHAPITRE IV

REVUE DES PRINCIPAUX TRAVAUX PUBLIÉS SUR
LA TUBERCULINE TR
ET ESSAI DE SYNTHÈSE GÉNÉRALE

Dans sa déclaration d'avril 1897, Koch annonçait que son nouveau produit était capable d'immuniser les animaux sains contre la tuberculose et de guérir les animaux infectés. Ce n'est qu'après la constatation de ces effets sur les animaux qu'il avait étendu sa méthode au traitement de la tuberculose humaine.

Nous interrogerons donc tout d'abord les auteurs qui firent des recherches de contrôle au point de vue expérimental.

En Allemagne, Vesely, Baumgarten et, plus récemment, Huber n'ont point constaté les phénomènes d'immunisation et de guérison annoncés par Koch. Huber, en particulier, a traité par TR quarante-cinq cobayes et quinze lapins. Les uns avaient été injectés avant l'inoculation tuberculeuse, les autres après cette inoculation. Deux cobayes sains ont été rendus tuberculeux par la tuberculine elle-même et les animaux en expérience sont tous morts, sans exception, de tuberculose abdominale ou pulmonaire, plus rapidement que les animaux de contrôle non injectés.

En France, Letulle et Péron ont vainement essayé

d'immuniser le cobaye d'après les procédés de Koch. Tout à fait récemment, MM. Arloing, Courmont et Nicolas ont fait connaître les résultats de leurs expériences sur TR. Je me bornerai à citer une partie de leurs conclusións :

« Nous dirons donc de la tuberculine R ce que nous disions de la tuberculine primitive en 1891 : en aucun cas, elle n'a arrêté ou fait rétrocéder la tuberculose expérimentale. Comme Letulle et Péron, Baumgarten et Velz, Vesely, etc., nous conclurons à son inefficacité contre la tuberculose expérimentale avant ou après l'inoculation. — Enfin, TR parait favoriser l'extension de l'adénite spécifique dans les régións situées sur la voie d'introduction. »

Passons maintenant en revue quelques résultats cliniques :

C'est à l'étranger qu'ont été faits les essais les plus nombreux, en Allemagne principalement. Nous trouvons là quelques cliniciens favorables à TR (Baudach, Spengler, Petruschky, Peters). D'autres réservent encore leur opinion (Schultze, Bussénius, Vœrner et Leick, Rumpf). D'autres enfin, et ce sont les plus nombreux, sont hostiles au nouveau médicament et en repoussent l'usag3 (von Zimmsen, von Leyden, Senator, Kernig, Jey, Gehrardt, Javenne, Soudwich, Schrœder, van Hoorn, Langerhans, Maragliano, Huber, Burghart, Reinhold, etc.).

En France, peu de cliniciens ont injecté de la tuberculine R aux malades. Letulle et Péron, Desplats, Bosquier veulent attendre qu'un plus grand nombre de faits cliniques soient connus pour fixer leur opinion sur le nouveau produit. Ils ont obtenu des résultats médiocres, pas assez bons pour leur démontrer une efficacité réelle de TR, pas assez mauvais pour leur en faire définitivement repousser l'emploi. Dauriac, au contraire, dit avoir obtenu avec TR de très bons résultats, des résultats quasi merveilleux. Il termine le résumé de la plupart de ses observations par le mot: Guérison. Enfin, d'autres observateurs (Vaquier, Leclerc) ont, comme nous-même, enregistré des résultats nuls ou fâcheux.

Nous allons regarder d'un peu plus près ces divergences.

Et d'abord, tous les expérimentateurs ont constaté en nombre plus ou moins grand des accidents locaux et des poussées thermiques dans l'emploi de TR. Il n'y a, entre eux, de différences que dans la quantité, la fréquence de ces accidents. Le fait en lui-même existe, est vérifié par les uns, reconnu par les autres.

Au point de vue local, Guber et Bang, Leick, van Hoorn, Rumpf ont observé du retentissement ganglionnaire. Leik a remarqué que les douleurs augmentaient d'intensité avec l'élévation des doses. Burghart rapporte un cas d'abcès froid consécutif aux injections. Dans le pus de cet abcès, il trouva des bacilles parfaitement colorables.

Reinhold dit que l'action toxique de TR se manifeste, non seulement par de la fièvre, mais encore par des troubles généraux et assez fréquemment par un peu d'albuminurie. Scnrœder, Jey, von Zimmssen, etc., ont constaté la production de phénomènes fébriles très fréquents, presque constants.

Certains auteurs, tout en reconnaissant l'existence de ces fâcheux effets de la tuberculine, essaient de les expliquer par l'inégale activité des divers échantillons employés et le manque de constance de leur composition. (Bussénius, Wœruer, Rumpf). D'autres cherchent à les expliquer par un accroissement de la sensibilité des sujets (Spengler) ou par des variations irrégulières de cette sensibilité.

Pour tout le monde, et quelle qu'en soit l'interprétation, le phénomène se produit et c'est là un point important qui paraît bien acquis.

Quant aux effets thérapeutiques proprement dits de TR, la grande majorité des observateurs les considèrent comme nuls. Il serait trop long de citer les conclusions de chacun. D'une manière très générale, on ne reconnaît à TR aucune efficacité.

Quelques-uns vont plus loin et accusent la tuberculine d'avoir quelquefois aggravé la maladie et accéléré la fin des malades. Huber rapporte l'observation de quatre tuberculeux réalisant les conditions de Koch, c'est-à-dire fort peu atteints. Chez le premier, il s'est développé une tuberculose laryngée ; le second a semblé s'améliorer, mais au bout de six mois il est mort de tuberculose miliaire ; pour le troisième, c'est un mois après le traitement que l'on constata pour la première fois des bacilles dans les crachats ; le quatrième augmenta de 4 kilogrammes, mais en même temps il se développa de nouveaux signes de tuberculose au niveau du sommet droit.

Maragliano déclare que chez trois tuberculeux qu'il a traités par TR, il a observé une augmentation de la fièvre et une aggravation de lésions pulmonaires.

Langerhans a traité un maçon pour une légère laryngite tuberculeuse avec infiltration du sommet gauche. Il n'y avait pas de fièvre et l'état général était satisfaisant. Avec la deuxième injection apparurent des frissons, de la fièvre et les symptômes locaux s'aggravèrent. Les injections furent continuées et le malade mourut avec une tuberculose miliaire et une aggravation considérable des lésions locales.

Un certain nombre d'auteurs cependant trouvent que *certaines* améliorations *peuvent*, au moins *partiellement*, être attribuées à TR (Letulle, Desplats, Bosquier).

Quelques autres (Baudach, Spengler, Pétruschky) accusent des résultats favorables et des *améliorations* manifestes. Enfin M. Dauriac affirme presque toujours la *guérison*.

Que faut-il penser de ces quelques divergences ? En ce qui nous concerne, nous ne pouvons nous les expliquer que de deux façons : ou bien les divers échantillons de tuberculine livrés par la fabrique de Hœchst n'ont point une composition constante et sont constitués, tantôt par des toxines puissantes, tantôt par quelque chose voisin de l'eau claire; ou bien les quelques améliorations relevées ont été faussement attribuées à l'action du médicament et se sont produites indépendamment de cette action.

Koch, dans son article de la *Deutsch. med. Woch.*, déclare que dans les essais qu'il a faits de son produit il a obtenu des *améliorations*, et il ajoute prudemment qu'il ne veut pas parler de guérison avant qu'un espace de temps suffisant se soit passé sans récidive.

La tuberculine R, d'après quelques-uns et d'après Koch lui-même, donnerait donc lieu à des *améliorations*. A cela se bornerait son action thérapeutique. Mais n'y a-t-il point, avec TR, d'autres facteurs de ces améliorations ?

De l'avis des partisans de TR eux-mêmes, le traitement

général hygiénique par le grand air et la bonne alimentation ne doit pas être négligé. Ils reconnaissent la nécessité de ce traitement et recommandent qu'il soit appliqué rigoureusement, concurremment avec les injections. Faute de cela, ils ne comptent point avoir de succès. Dans ces conditions, ne devient-il pas difficile d'attribuer tout le mérite des améliorations produites aux seules injections de tuberculine?

Mais ce n'est pas tout. Quelles sont les formes de tuberculose où ces améliorations se présentent? Quels sont les malades chez lesquels on les constate? Les voit-on se produire dans les tuberculoses aiguës ou subaiguës? ou dans les formes chroniques à lésions avancées? Non. La tuberculine R, d'après les propres instructions de Koch, ne peut agir que dans la période de *début* des formes chroniques, chez les sujets où la maladie est à peine diagnosticable, chez ceux qui peuvent guérir spontanément, chez ceux enfin qui ont fait dire justement de la tuberculose qu'elle était la plus curable des maladies chroniques.

Que devient, dès lors, la part effective, réelle, qui revient à la tuberculine R dans les améliorations observées? Elle se trouve singulièrement réduite, en supposant qu'elle existe, ce que personne n'a encore démontré d'une façon nette.

Ce qui serait probant, ce qui serait indéniable et éclatant, c'est la guérison d'une granulie, d'une méningite, affections tuberculeuses où le facteur temps ne doit point entrer en ligne de compte et où le complaisant et élastique mot d'amélioration n'a point de sens. La guérison ou la mort sont les deux seules solutions possibles et il faudrait que le remède se décidât à guérir ou à laisser mourir.

L'action d'un médicament anti-tuberculeux quelconque sur les tuberculoses aiguës sera le critérium de son efficacité. Là, la maladie est exempte de tout mélange, sans associations morbides, microbiennes ou autres, et l'action du remède ne saurait être paralysée ou amoindrie. A-t-on relevé une action semblable à l'actif de TR ? Non. Quelques améliorations seulement ; des améliorations capricieuses et peu fréquentes, susceptibles d'interprétations variées, discutables et contestables, impossibles à serrer de près et à démontrer.

La tuberculose TR n'est donc plus le merveilleux médicament qui devait guérir la terrible maladie. Elle devient, entre les mains de ses partisans, un simple adjuvant, un accessoire du traitement général. Cet adjuvant hypothétique que certains veulent utiliser pour mettre un plus grand nombre de chances de leur côté, nous lo repoussons, avec bien d'autres, comme inutile ou nuisible.

En terminant son fameux article d'avril 1897, Koch affirme qu'il ne faut plus s'attendre à pouvoir perfectionner encore sa tuberculine. Il déclare qu'on ne peut obtenir un meilleur produit de ce genre et que tous les résultats thérapeutiques que peuvent donner des cultures provenant de tubercules, doivent pouvoir être atteints avec les préparations de TR. Mais nous venons de voir que ces résultats thérapeutiques sont peu brillants en général et sont loin d'avoir réalisé ses espérances. Ceci tendrait à prouver simplement que la piste n'est pas bonne, qu'il n'y a point à espérer une action curative de l'introduction des poisons bacillaires dans l'organisme, et que la toxinothé -

rapie tuberculeuse n'est point la voie qui conduira à la guérison de la tuberculose.

Behring, après avoir réussi à guérir une vache tuberculeuse par des injections répétées de TR, a isolé du sérum de cette vache une antitoxine. Il pense, et Landouzy croit avec lui, que la toxinothérapie conduira à la sérothérapie, et c'est vers ce nouveau but que tendent ses recherches actuelles dont il ne se dissimule pas les difficultés. La méthode consisterait à immuniser à l'aide de toxines extrèmement énergiques, des animaux sérumifères appropriés. La tuberculine TR serait l'une de ces toxines et trouverait ainsi secondairement son emploi. Elle servirait à vacciner des animaux. Elle aurait peut-être encore de ce côté un rôle important à jouer, mais son usage direct en thérapeutique doit être complètement abandonné.

Tels sont rapidement esquissés l'origine, les effets et le devenir probable de la nouvelle tuberculine R de Koch. Il ne nous reste plus maintenant qu'à tirer de cette étude rapide les quelques enseignements qui en découlent.

CONCLUSIONS

Les résultats fournis par nos propres recherches, aussi bien que ceux tirés de l'examen des principaux travaux entrepris sur la tuberculine TR, nous permettent de formuler les conclusions suivantes :

I. L'élimination du produit par le rein n'occasionne en général ni glycosurie, ni albuminurie.

II. La tuberculine R est cependant un mauvais médicament. Elle donne trop souvent lieu à des accidents importants, parmi lesquels nous citerons :

a) Des réactions locales plus ou moins intenses, qui sont à peu près la règle.

b) A partir de certaines doses, variables avec la sensibilité de chaque sujet, des poussées thermiques considérables, se reproduisant à peu près régulièrement, malgré la répétition des mêmes doses et l'espacement des injections, précautions recommandées par Koch.

c) Dans certains cas, une influence fâcheuse sur l'appétit et l'état général des malades.

III. La tuberculine R est, d'ailleurs, un médicament impuissant. Elle *ne guérit pas* la tuberculose :

a) Elle ne modifie pas la marche normale des diverses formes cliniques de tuberculose. Leur évolution reste aiguë (méningite) ou rapide (tuberculose pharyngée) ou plus ou moins lente suivant les cas.

b) Elle n'amende aucun des symptômes : elle ne diminue pas la fièvre, ne rend pas l'appétit et les forces, ne tarit pas les hémoptysies, l'expectoration, les sueurs nocturnes ; elle ne fait pas disparaître les bacilles des crachats.

c) Elle ne paraît jamais avoir eu non plus d'influence favorable sur l'état général et le poids des malades.

IV. Les quelques améliorations constatées au cours du traitement par la tuberculine R sont très vraisemblablement des améliorations spontanées et le traitement hygiénique, employé concurremment, doit revendiquer la très grande partie, sinon la totalité, de ces améliorations.

V. Les résultats fournis par l'expérimentation clinique s'accordent parfaitement avec ceux fournis par l'expérimentation sur les animaux. Ici, comme là, on ne reconnaît à la tuberculine R aucune propriété immunisante ou curative.

VI. Jusqu'à présent, il n'existe point de médication spécifique de la tuberculose. Les meilleurs moyens de la combattre sont encore les moyens hygiéniques et prophylactiques.

En le disant, nous pensons rendre service aux médecins et aux malades. Ceux-ci éviteront la perte d'un temps précieux ; ceux-là, des désillusions décourageantes et, peut-être, de cruels mécomptes.

BIBLIOGRAPHIE

Arloing et Courmont. — Etude expérimentale sur la tuberculine de Koch (Annales de l'Université de Lyon, t. VI, fasc. 1ᵉʳ).

Arloing. — Leçons sur la tuberculose.

R. Koch. — Sur de nouvelles préparations de tuberculine (Deutsche medicinische Wochenschrift, avril 1897).

J. Courmont. — Réflexions à propos de la nouvelle tuberculine de Koch (Province médicale, avril 1897).

Siniaver. — De la valeur des sérums antituberculeux (thèse de Lausanne, 1897).

Cutler. — Deux cas de tuberculose au début, traités par les injections sous-cutanées de tuberculine de Koch (Boston medical Journal, 2 décembre 1897).

Peters. — Sur le traitement par la tuberculine R (Münchener medicinische Wochenschrift, 9 novembre 1897.)

Stempel. — Etudes sur la nouvelle tuberculine (ibid., 30 novembre 1897).

Spiegel. — Expériences avec la nouvelle tuberculine R (ibid., 21 novembre 1897).

Spengler. — Effets sur la nouvelle tuberculine de Koch (Correspondenz-Blatt für Schweizer Aerzte (1ᵉʳ août 1897).

Maragliano. — A propos de la nouvelle tuberculine de Koch (Communication à la Société de Biologie, 12 juin 1897).

Letulle. — Recherches cliniques sur la nouvelle tuberculine de Koch (Société médicale des hôpitaux, 5 novembre 1897).

Bosquier. — La nouvelle tuberculine R et son emploi dans la tuberculose pulmonaire (thèse de Paris, 1897).

Langerhans. — Phtisie laryngée traitée par la nouvelle tuberculine. Mort (15e congrès allemand de médecine interne, 10 juin 1897).

Von Ziemssen, von Leyden, Senator, Kernio, Jez, Gehrardt, Javenne, Soudwitch, Schrader. — Mauvais effets thérapeutiques de la nouvelle tuberculine (Berliner klinische Wochenschrift, 6 septembre 1897).

Dauriac. — Notes cliniques sur l'emploi de la nouvelle tuberculine dans le traitement des tuberculoses (Paris, 1897).

Behrixo. — Sur la tuberculine (IXe congrès d'hygiène, avril 1898).

Arloing, Courmont et Nicolas. — Etude expérimentale sur la tuberculine TR (IVe congrès pour l'étude de la tuberculose, août 1898).

Landouzy. — Sur l'emploi des sérums et des toxines dans le traitement de la tuberculose (id.).

Vaquier. — La tuberculine TR dans la tuberculose pulmonaire chez les enfants (id.).

J. Bounhiol. — Mauvais effets de la tuberculine TR de Koch dans le traitement de la tuberculose (id.).

Leclerc. — Sur le traitement de la tuberculose par la tuberculine TR de Koch (id.).

Huber, Burchart. — Résultats thérapeutiques obtenus avec la nouvelle tuberculine (Société des médecins de la Charité de Berlin, janvier 1898).

A. Raude — Les effets de la tuberculine R (Berliner klinische Woch., 1898, n° 7).

H. Reinhold. — La tuberculine R (Münchener medicinische Woch., 1898, n° 22).

TABLE

--

Lyon. — Imp. A. REY, 4, rue Gentil. — 14007

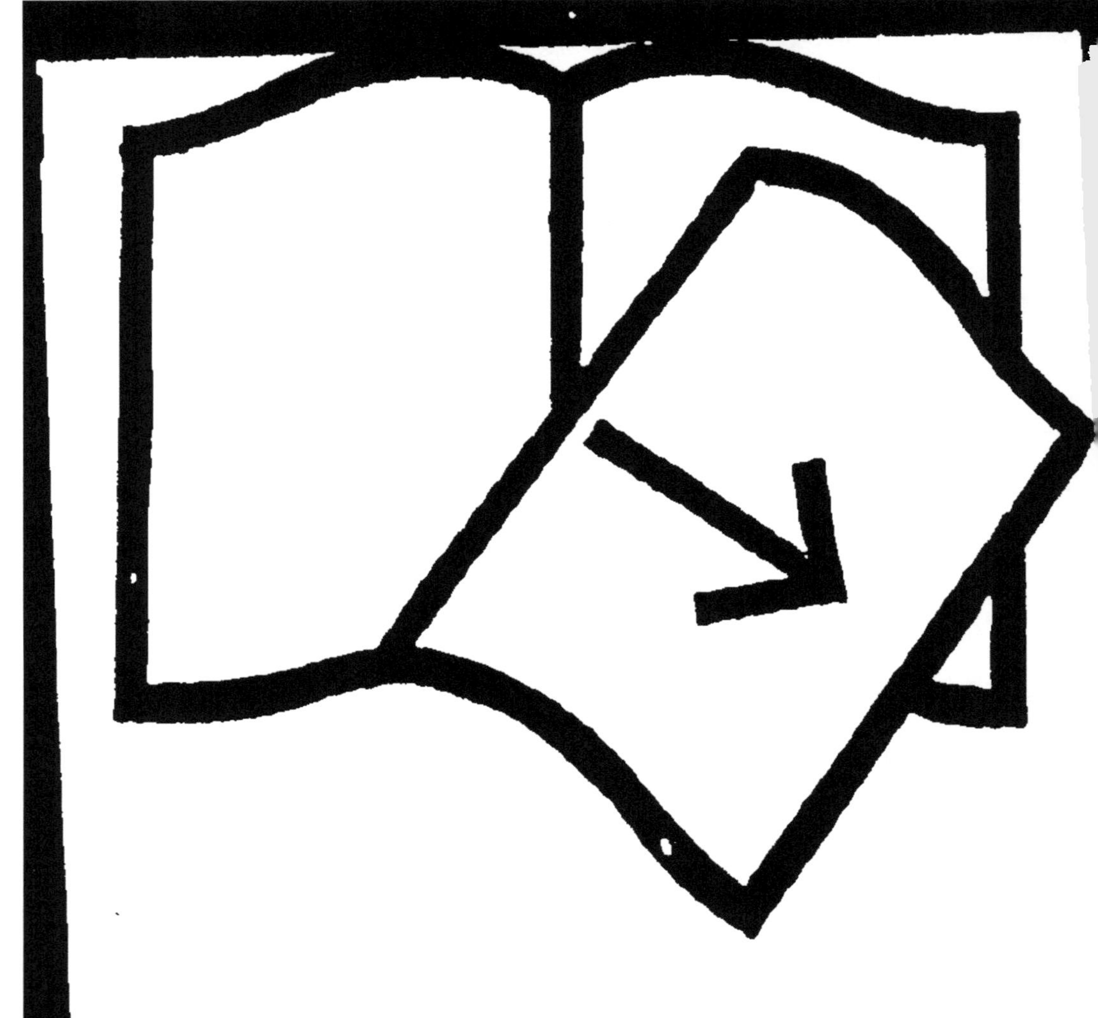

Documents manquants (pages, cahiers...)
NF Z 43-120-13